U0048506

醫療史偵辨錄

History of medicine

汪漢澄 著

從疾病沙推、醫療行為到公衛觀念演進，一位腦科醫師縱橫古今的推理報告

推薦序／

縱橫古今的醫學探案

侯勝茂

當汪漢澄醫師跟我說，他的第三本書《醫療史偵辦錄》快要出版了時，我笑稱他是「多產作家」，其實心裡真的很高興。他的前兩本書《醫療不思議》與《大腦不思議》我都非常喜歡，覺得是知識與趣味兼顧的好書，不但讓人讀起來興味盎然，愛不釋手，讀者還會在不知不覺之間吸收到許多科學，醫學，歷史，以及人文的寶貴知識。我不只拿它們與許多親朋好友分享，每當醫院有貴賓來訪，我也都會把汪醫師的書當贈禮，覺得是很有面子的好禮物。

汪醫師這一次出的書叫《醫療史偵辦錄》。光看書名，就知道又是一本充滿解謎趣味的豐富有趣作品。詳細看了內容之後，更不由得擊節歎賞。這部新作，跟前兩部作品一樣含有高密度的知識，加上趣味橫生的流暢文筆。但在內容與形式上，卻更是別出心裁。醫學有長遠的演化歷史，古今大有不同，到今天也還在不斷的變化。這個可能大家都知道，但汪醫師卻能想到穿越古今，上窮碧落下黃泉的搜索那許多有趣的，一般人不知道的醫學古今事，將它們鋪陳串連起來，甚且還走到古代，用現代科學知識幫古人看起病來。言之成理卻又幽默風趣，讓讀者不只輕鬆愉快的看到古今中西醫療知識觀念的演化，也像跟著作者坐上了時光機，為古人偵破一樁又一樁的醫學懸案。

在有趣，好讀的包裝之下，本書其實含有大量的重要史實以及醫學觀念。汪醫師把許許多多從古到今的重大醫學與醫療問題爬梳出來，將它們長久以來的流變，從錯誤往正確的發展過程，以及激發其變化的歷史關鍵說得非常清楚，帶有很重要的教育意義。我認為這是汪醫師作品的一大特色。

我全心推薦汪漢澄醫師的這本《醫療史偵辨錄》給所有讀者。不論您有沒有醫學，科學，或文史的背景，都一定能從本書中獲得無比的樂趣，加上知識的饗宴。更期待汪醫師再接再厲，繼續為廣大讀者寫出一部接一部的好作品！

侯勝茂，新光吳火獅紀念醫院 院長

自序／穿越時空　遇見醫學

西方有一句古諺：「太陽底下沒有新鮮事。」流傳久遠，但細想來是胡扯。世上若真的不發生新鮮事，整個自然界，包括人類的文化，歷史，與知識都將是一潭死水，不會有任何變化。事實上，天天都有前所未見的新鮮事不斷發生，令人目不暇接。「太陽底下沒有新鮮事」這句話所真正反映的，是許多人思想的慣性一成不變，把周遭的所有事都套上自己的陳舊眼光，所以永遠都不覺得新鮮。

回顧歷史，會發現一個事實：絕大多數人都墨守成規，無所創獲。所有真正的進步，都是由眼光新穎，不認為「太陽底下沒有新鮮事」的少數人所促成的。這也就是為什麼，醫學的觀念與醫療的方法，在歷史上停滯的時間比較多，而往往要等到某些關鍵的時刻，某些特殊的人物出現，才發生爆發式的進步。這些時刻為何會到來，以及這些人物為何會有著迴異常人的想法與做法，特別的令人好奇。我在搜索整理的過程當中，發現醫學與醫療的演變過程非常豐富，有許多精彩的故事，不只是看著有趣而已，唯有知道了它們，我們才有辦法完整的理解醫學與醫療如何變成今天的樣貌。

我特別有興趣的另外一個重點，是如此這般長期流變的醫學與醫療觀念，對人產生過什麼影響？可想而知，生活在不同時代的人，命運與生活品質大不相同。而其中特別重大的一個決定因素，就是他們遇到的是什麼樣的醫學與醫療。我發掘了大量中西古代的醫學史文獻，與當時當地的古人所生的病，以及生病後的命運互相對照研究後，覺得可以很有把握地說：一個時代的醫學不僅決定了個人的命運，甚且決定了整個歷史的走向。若是忽視了醫學的演化，就不太可能對人類的歷史做出正確的解讀。

這是個重要的題目，但我不願把這本書寫成一部嚴肅的學術著作。因此在寫的時候，我就把這些古代的病人跟古代的醫療，狂想式的搬搬位置，假想一下若是有辦法時空穿越，他們的命運是否會有所不同？因此我讓蘇格蘭的貝爾爵爺診斷一下李後主，讓白居易來今天的神經科就診，把蘇東坡收進加護病房，請法國的阿格妮絲修女看一下精神科……期待讀者能跟我一樣，用全新的眼光來看舊事，好似觀賞著一齣齣熱鬧有趣的古裝推理劇，同時還能學習到可靠的醫學史。

感謝本院的侯勝茂院長，長期以來對我作品的欣賞支持。繼我的前兩本書《醫療不思議》與《大腦不思議》之後，再度為這本《醫療史偵辦錄》作序推薦。感謝諸多親友同事的鼓勵，每一次都無條件為我的作品推薦美言。當然，還有愛護我的讀者們。我在寫每一部作品時，考慮最多的，就是讀者是否能從我的作品得到益處。而在動筆的當兒，腦海中都在揣摩，想像中的讀者在看到某個段落時，是否能會心的一笑，或者發出：「啊，原來如此！」的感嘆。這才是我寫作的最大動力。

目次

Part 2 醫學觀念演化談趣

海上醫學試驗

睡眠古與今

Part I

這些古人到底生了什麼病？

屈原的憂鬱

屈原最後非投江不可，是誰逼的？

每年到了端午節吃粽子，大人免不了會跟孩子說說划龍舟包粽子的由來，說是為了紀念戰國時期楚國的愛國詩人屈原。他在農曆五月初五抱石跳汨羅江自盡，楚國百姓為了怕魚蝦啃咬屈原的屍身，所以把飯團丟入江中餵食牠們，以保護屈原遺體，並以那一天作為節日，紀念屈原的偉大情操云云。雖然大家說著臉不紅氣不喘，但事實上，這個端午節包粽子的淵源故事，恐怕胡扯的成分居多。

暫且不去管粽子，說說屈原。屈原投江自殺是事實，司馬遷的《史記・屈原賈生列傳》有以下這段記載，把屈原死前的行動與心態描述得活靈活現：

屈原至於江濱，被髮行吟澤畔。顏色憔悴，形容枯槁。漁父見而問之曰：「子非三閭大夫歟？何故而至此？」屈原曰：「舉世混濁而我獨清，眾人皆醉而我獨醒，是以見放。」漁父曰：「夫聖人者，不凝滯於物而能與世推移。舉世混濁，何不隨其流而揚其波？眾人皆醉，何不餔其糟而啜其醨？何故懷瑾握瑜而自令見放為？」屈原曰：「吾聞之，新沐者必彈冠，新浴者必振衣，人又誰能以身之察察，受物之汶汶者乎！寧赴常流而葬乎江魚腹中耳，又安能以皓皓之白而蒙世俗之溫蠖乎！」

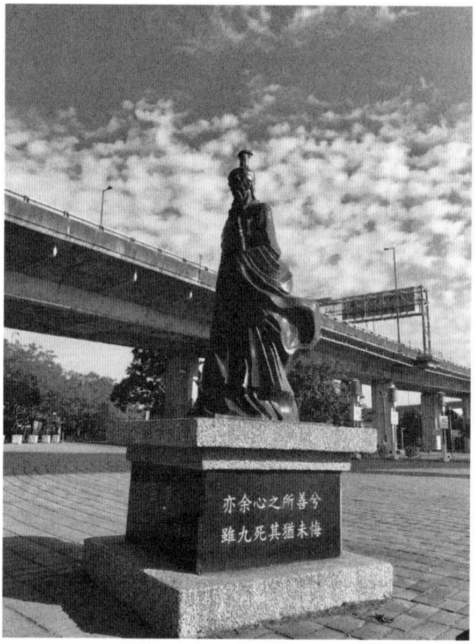

彰化市景觀公園屈原銅像。

可以看出，屈原之所以尋短的原因（或說他對一位不是很熟初見面的漁父所聲稱

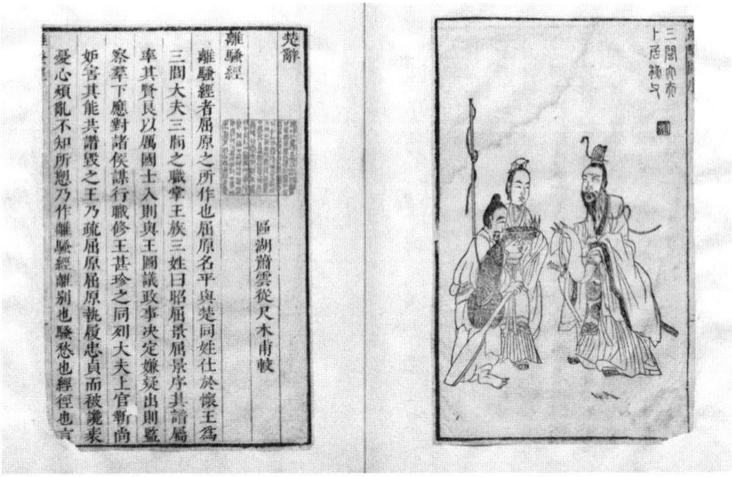
楚辭
離騷經　區湖蕭雲從尺木甫較
離騷經者屈原之所作也屈原名平與楚同姓仕於懷王為三閭大夫三閭之職掌王族三姓曰昭屈景屈原序其譜屬率其賢良以厲國士入則與王圖議政事決定嫌疑出則監察羣下應對諸侯謀行職修王甚珍之同列大夫上官靳尚妒害其能共譖毀之王乃疏屈原屈原執履忠貞而被讒衺憂心煩亂不知所愬乃作離騷經離別也騷愁也經徑也言

《離騷》篇章。

的原因），是他自己的高尚與潔白，已經無所容於這個低俗污濁的世界，不如死了乾淨。歷史上頗有不少古人讀到這邊時熱淚盈眶，比方司馬遷自己，就在文末說：「余讀《離騷》、《天問》、《招魂》、《哀郢》，悲其志。適長沙，過屈原所自沉淵，未嘗不垂涕，想見其為人。」不過撇開古人的那些同情也好，感同身受也罷，客觀來說，屈原的「為人」其實怎麼看都不太正常。

導致屈原行吟澤畔，憔悴枯槁，最終非死不可的不幸遭遇，到底是什麼呢？簡單來說：老闆不欣賞，同事合不來，然後遭到集體職場霸凌，最後被老闆趕離公司。冤枉嗎？無辜嗎？我們其實不知道，因為只聽過屈原單方面的說詞。但不管古代現代，有相似遭遇的人數不勝數，因此而自殺的人卻是極少的特例。為什麼呢？因為決定一個人行動的最重要因素，往往不是他客觀上承受了什麼遭遇，而是他主觀上怎麼看待這個遭遇。

戰國時期的公司林立，老闆遠不只一個。此外，中國的士大夫向來就有「仕」與「隱」的雙重立身之道。屈原被趕走了，照常理來說，消沉一陣子之後，要不就該另謀他就，要不就該過自己的逍遙日子，再也不管老東家的是是非非，可他偏不，長達十多年的歲月，屈原的心裡始終沒法放下。尤其當他看見老東家的命運每況愈下時，更是觸動了他的那條「明明只有我忠心，明明只有我對你好，為什麼你就是不知道」的敏感神經。屈原的名篇巨著包括《離騷》、《天問》、《九章》等等的內容，全部都是周而復始的獨白碎碎唸。也幸而他把自己的心聲反覆述說得如此鉅細靡遺，讓我們得以清楚的窺見他的精神症狀。屈原持久的情緒低落，缺乏任何愉悅的體驗。隨便舉個例子：

《九章・惜誦》：

「情沉抑而不達兮，又蔽而莫之白也。

心鬱邑余侘傺兮，又莫察余之中情。

固煩言不可結而詒兮，願陳志而無路。
退靜默而莫余知兮，進號呼又莫吾聞。
申侘傺之煩惑兮，中悶瞀之忳忳。」
（心情抑郁無人知啊，被擋著沒有申訴管道。
我心頭鬱悶恍恍惚惚啊，有誰知道我的苦心。
一腔心事無人投寄啊，想陳述心志卻無路上達。
沉默不語自然無人知曉啊，上前呼號卻又有誰會想聽。
失意憂傷使我心煩困惑啊，滿懷愁緒被我悶在心裡。）

類似這樣的幽怨詞句，反覆不斷地出現在屈原的全部著作當中。可以看出他除了「行吟澤畔」這種空虛的活動之外，已經失去了任何其他生活的興趣與樂趣。他頻頻懷疑自己的價值，對國家的現況與自己的遭遇滿是罪惡感與怨懟。他把自己搞到了形銷骨立，常常提到生不如死，最後也終於把自殺的念頭付諸實施。基本上，屈原的症狀已經符合了《第五版精神疾病診斷與統計手冊》（DSM-5）當中「重鬱症」的診斷標準。

人會患憂鬱症的成因當然很多，大部分情況下其實也未必能確定。在屈原的個案來說，我們倒是可以大膽的猜測一下，可能跟他自己的人格特質有關。屈原在字裡行間，透露了許多他跟一般人不大一樣的人格傾向：他放大自己的重要性，非常期待被別人看重，過度需索他人的讚美與肯定。他專心致志在幻想中營造一個迎合自己心理需求的理想世界，把自己的失敗，全部都歸咎於被小人所害。人的道德品行有時是很主觀的，「小人」也可能有自己的原則與立場，在以自己的方式為國家效力。屈原可不管這些，他不曾試圖去理解那些被他歸類為小人的同事們，對他們的需求與可能的情感反應也毫不在乎。他憎惡別人「不合理」的爬到高位，也認定他們都嫉妒自己的高尚，因而排擠自己。這種傾向，其實也符合了第五版精神疾病診斷與統計手冊當中「自戀型人格障礙（narcissism personality disorder, NPD）」的診斷標準。

有自戀型人格的人很妙，他們從來不覺得自己有問題，所以通常不會主動尋求幫助。但自戀型人格障礙太嚴重的人，很難與他人建立親密的人際關係，太看重自己的形象以及別人的看法，以至於當自己的成就不如自己預期時，會感受到額外的痛苦，產生更多的憂鬱或焦慮。

那麼，屈原這一位罹患重度憂鬱症，看起來很不對勁的三閭大夫，若是巧遇一位當時的看病大夫，江湖名醫的話，那位名醫會怎麼看待他的問題呢？屈大夫會有救嗎？

現存最早，最權威的中國傳統醫學著作是《黃帝內經》。根據考證，《黃帝內經》成書於漢朝，比屈原的時代晚了一百多年。所以，其實我們不清楚屈原同時代的醫生們是怎麼看病的，但可以合理的推測，他們沒有看過《黃帝內經》。不過假如我們相信《黃帝內經》的假託，說它的理論其實是來自於更久遠以前的先賢的話，那麼屈原所能見到的醫生，研讀的應該也是同一套醫理。

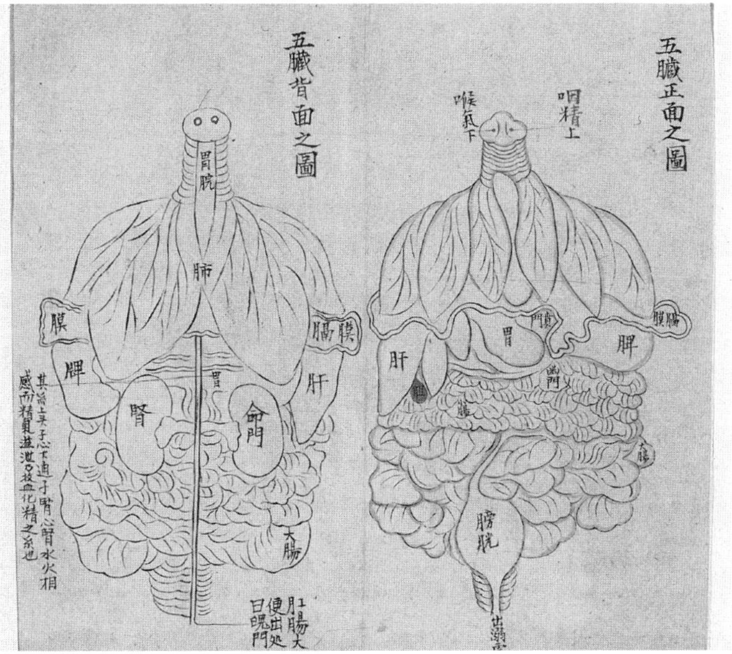

《黃帝內經》五臟觀。

什麼樣的醫理呢？《黃帝內經．素問．陰陽應象大論》說：「人有五臟化五氣，以生喜、怒、悲、憂、恐。」後代醫家們對此有諸多的詮釋，比方：「五氣，五臟氣也。喜怒等，心、肺、肝、脾、腎五志者。」「五臟，謂肝、心、脾、肺、腎。五氣，謂喜、怒、悲、憂、恐。」「肝在志為怒，心在志為喜，脾在志為思，肺在志為憂，腎在志為恐。」「人有五臟，化為五氣，肝風、心暑、脾濕、肺燥、腎寒。風則生怒，暑則生喜，濕則生憂，燥則生悲，寒則生恐，是寒暑燥濕風，以生喜怒憂悲恐也。」

說得很清楚。這些「先秦」的醫學家們，並不會把人的大腦，以及蘊藏其中的精神狀況當作是獨立的課題，而是把它們與（1）胸腹內的臟器，（2）外在環境的「寒、暑、燥、濕、風」掛鉤。比方說，罹患憂鬱症是因為這人的肺臟有問題，可能再加上處於太濕太冷的環境之故。所以要怎麼治呢？最合理的治療，應該就是開具一些「顧肺」的藥方服用，也許再穿暖些，烤乾點吧（屈原最後還是自殺，但至少他不怎麼咳嗽了）。

要是屈原覺得他所遇到的「中醫」不靠譜，萬里跋涉順著當時還不存在的絲路，硬是走到西方文明之源希臘去求醫的話，將會如何呢？有點可惜的是，那時希臘的醫學之父希波克拉底（Hippocrates，西元前四六〇—前三七〇年）已經辭世近百年，屈原無緣得見，但有很大的機會，他可以向那些從希波克拉底一脈相承的優秀徒孫，徒曾孫們求助。當時的希臘醫生，把憂鬱症稱作「melancholia」，並且對它的成因與治療已經有著相當的定見。

希波克拉底時代的醫學家們，對人體以及疾病的認知，建築在哲學之上，具體言之稱為「體液學說」：人體是由四種體液構成——血液、黏液、黃膽汁與黑膽汁。血液的特質是「熱」與「濕」，黏液是「冷」與「濕」，黃膽汁是「熱」與「乾」，黑膽汁則是「冷」與「乾」。體液若是失衡，就會造成各種不同的疾病。比方憂鬱症就是典型的「黑膽汁病」，肇因於體液的過度乾冷，當然需要加以矯正。矯正的方法，就是多多服用具備「熱」與「濕」特質的食物或藥物，龍蝦

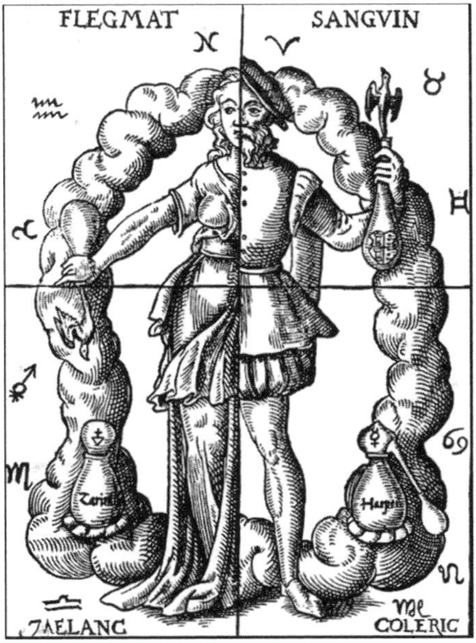

希臘羅馬四體液觀。

與兔肉是不錯的選擇，可惜當時的希臘還沒有胡椒，否則加上大量具熱性的胡椒更妙（屈原最後還是自殺，但至少他不那麼瘦了）。

不遠萬里而來的屈原將會大失所望，因為這些西方醫學的祖師爺所想所做的，居然跟自己祖國那些名醫的「寒暑燥濕」出奇地神似。他們明明互相沒有見過面，也沒有網路視訊，到底是在哪兒偷偷開過研討會來著？

古希臘的體液學說，後來被羅馬帝國最有影響力的醫師學者蓋倫（Galen，西元一二九—二一六年）承襲，獨領其後西方醫學風騷達千餘年之久，被當成學術真理，無人質疑。因此一直到中世紀結束為止，醫師對憂鬱症的認知了解均處於停滯狀態，毫無進展。到了文藝復興之後，才開始有人提出，憂鬱症或許是一種肇因於思想與心智因素的異常，而不是什麼乾冷膽汁的過剩。

十九世紀初開始，西方出現了真正的近代精神醫學。醫師們首先為精神疾病做出了更正確與更細緻的分類，不像前人那樣以一句「他瘋了」帶過。進而也開始正視精神疾病同樣是疾病，認為病人理應得到更人道的病患待遇與治療，加以適當的研究，不能像之前那樣，不分青紅皂白的把精神病患者當成罪犯囚禁起來。

時間進入二十世紀，整個腦科學領域飛躍的進步。人們開始確知，大腦的各個部位掌管著人的感情與行為，其運作主要是經由電氣活動與化學物質的變化，適當的操弄這些元素，就足以改變一個人的感受與行動。隨著這個認知，精神醫學領域開始突飛猛進的發展。一九五〇年代以後，各種能夠有效改變心情的精神藥物，包括抗憂鬱藥物等紛紛的出現，並且馬上風靡了全世界，證實了所謂的「心情」與「心理」，其實均有其大腦生理病理的根由。

二十世紀的下半，更新與更有效的抗憂鬱藥物不斷的被研發出來，人們對憂鬱症以及憂鬱症患者的看法，可以說轉了一百八十度的大彎。越來越多的證據顯示，憂鬱症同樣是個身體的疾病，不過就是大腦迴路與神經傳導物質的失衡罷了，加以矯正即可。就如同糖尿病患者需要用胰島素等藥物來控制血糖，憂鬱症患者也可以用藥物來控制心情。當然，大腦運作的精微之處，尚遠非現代科學所能完全掌握，憂鬱症的生理化學變化之複雜，也絕非吃幾顆藥所能解決。這也就是為什麼時至今日，我們對憂鬱症所採行的最佳方案，是一種「多面向」的治療：除了藥物之外，包括像行為認知治療、運動、社會與家庭的心理支持、社交活動與嗜好等等，相輔相成，不難大幅改善憂鬱症患者的症狀與生活品質。

這一切成果，歷經幾百年來的科學累積，遠非堅守「天人交感」與「體液平衡」幻想的中西古代醫學家做夢所能想像。當然，屈原也就享受不到了。不過，如果屈原生在今日，就一定能受惠嗎？倒也不一定。因為一個人想得到幫助，要先能見到自己的問題才行，就此而言，他可能還需要別人的適當引導。

屈原自己所作的〈漁父〉當中，也有描述到《史記・屈原賈生列傳》中所提到的與那位漁父的邂逅，比司馬遷的記載多了後面一段結尾，在屈原辯駁並拒絕了漁父的人生建議之後：

> 漁父莞爾而笑，鼓枻而去，乃歌曰：「滄浪之水清兮，可以濯吾纓；滄浪之水濁兮，可以濯吾足。」遂去，不復與言。

這段話什麼意思？就是這位漁父看屈原講不通又不識好歹，顯然已經沒救，所以懶得再理他，自顧自地去了，呵呵。

這位漁父，正代表了一般憂鬱症患者身邊的旁觀者們。他們自己的人生觀合情合理，判斷力健全，並且對「想不通」的可憐人懷有善意，想要盡自己所能來「點醒」他。然而漁父這樣的人善則善矣，卻絕對不適合擔任自殺防治專線的志工。想要幫助到憂鬱症的患者，不能一廂情願的用自己的「高瞻遠矚」，自己的「正常心態」來開導他，猛給他發長輩圖。活在自己悲情世界中的患者，只會覺得你完全不了解他：你沒有憂鬱過，憑什麼向憂鬱的人強灌你自己的人生哲學？這就是為什麼，屈原的漁父「莞爾而笑，不復與言」之後，屈原就把他的自殺念頭化成了實際行動。

我們面對憂鬱的人，最重要的是要表現出「同理心」，讓他知道你認同他，懂他，接受他，這樣一來，就很容易引導他進一步接受專業的幫助了。假使當時屈原遇到的漁父，不是那樣一位高深莫測的鄉野哲學家，而是一位受過現代精神醫學或心理學訓練的專家的話，對屈原的態度必然大不相同。他很可能會這麼說：「哎呀屈大夫，真是辛苦您了，受了不少苦吧？生活對誰都不容易呢。來來來，我這裡有壺好酒，還有剛撈上的鮮魚，咱們邊吃喝邊談，慢慢跟我說，我全都想知道……」這麼一來，我們今天可能就用不著每年說一次粽子的傳說了。

曹操的痛

曹操的病，華佗看得懂嗎？治得好嗎？

古時候的醫生社會地位滿低的，不太被人看得起，其尊嚴跟現代的醫生不在一個檔次，很可憐。這也沒有辦法，因為他們基本上治不好什麼病，如何能讓人尊敬呢？可能正因為如此，古代反而出現了很多神奇到離譜的「神醫」故事，把醫術說得玄之又玄，好似這些人擁有超能力，或是從未來世界穿越而來似的。這些故事，我猜大概有兩種來源：一是生了重病的老百姓們「望治心切」，於是幻想出這麼一些神人的存在，說不定哪一天自己能碰到。二是當時的醫生們自己虛構出來，四處吹噓傳播，好讓人們覺得醫生不是真的那麼沒用。

舉個最顯眼的例子：華佗。華佗的神奇傳說很多，仔細看看內容，其玄奇的程度早已超越了醫術，堂堂進入了妖術或神通的境界。所以直到今天，中國人想稱頌某位醫師的醫術棒棒，都還會說他是「華佗再世」。我自己也被人說過，但從來沒感覺是讚美，因為華佗是一千八百年前的醫生，對人體與疾病的真相基本上一無認識，要是他真穿越到現代當了醫生的話，我是絕對不敢找他看病的。但古代相信華佗神話的人還真不少，連正史作者也信之不疑。後人對華佗傳說的認知，多半是從《三國志．魏書》的〈華佗傳〉中得來。內容除了宣揚他的種種神異事蹟之外，最大的重點是敘述了華佗與曹操的一段孽緣。

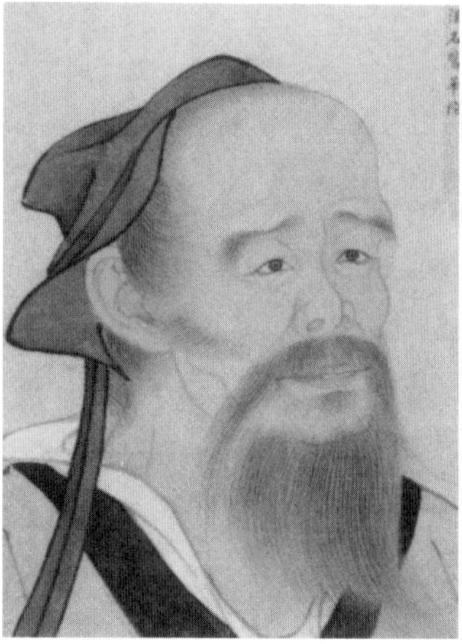

傳說的神醫華佗。

曹操有嚴重的「頭風」，發作起來苦不堪言，聽到華佗的神醫名聲，就把他叫來替自己治。華佗也很爭氣，給曹操脊椎旁的鬲俞穴針刺下去，馬上就不痛了，所以曹操就長期把華佗留在身邊專用。後來華佗有點後悔，就假稱妻子生病請假回家，收假了卻不回來，曹操催他，他還說謊拖延。對方是很精明又很記仇的曹操，這樣做怎麼可能沒事？曹操查出華佗撒謊，就把他抓來下獄要殺。屬下荀彧出來求情：「華佗醫術真的很棒，您的老命重要，要不要原諒他一次？」曹操回：「不怕，天下難道就沒有跟他一樣會治病的鼠輩（醫生）嗎？」所以華佗就死了。這裡要注意，曹操口中說的「鼠輩」，正是當時一般人對醫生的正常評價。

同樣是人寫出來的東西，正史固然未必可靠，但正史之外的野史小說胡扯的成分更大。我們讀書一定要注意到這個問題，千萬不要把小說當成真事。比方在民間的影響力遠比《三國志》大的《三國演義》，就編造了另一種曹操殺華佗的劇情：曹操頭痛找來華佗看，華佗對曹操說：「大王頭腦疼痛，因患風而起。病根在腦袋中，風涎不能出。枉服湯藥，不可治療。某有一法：先飲麻肺湯，然後用利斧砍開腦袋，取出風涎，方可除根。」曹操一聽華佗要砍破自己的腦袋，怒氣疑心併起，心想這傢伙顯然是奸細，要藉治病之名謀殺自己，所以就把華佗殺了。憑良心說，如果這是真事的話，我們不得不佩服曹操英明，讚他一聲「殺得好」。因為當時沒有開顱手術設備，也沒有無菌環境，就算華佗不是奸細而是醫龍，開了腦病人也只有死路一條。

不過呢，不管《三國志》還是《三國演義》，都透露了一個古代中國醫學理論的重要資訊，就是頭痛的原因是「風」。「風」在中國古代醫學的角色大矣哉，諸多從頭頂到腳底的疾病，都肇因於「外風」，「邪風」的入侵。差別只在於風侵入人體的什麼部位，以及為什麼會侵入而已。中國的醫學聖經《黃帝內經》中的〈風論〉就是這麼說：「風之傷人也，或為寒熱，或為熱中，或為寒中，或為癘風，或為偏枯，或為風也；其病各異，其名不同」。頭痛當然就是風侵入了頭部所造成的，所以才叫作「頭風」或「首風」。防治這些「風疾」的方法，不外是避免風的進入，以及從體內把風驅出，簡單明瞭，是當時大家都普遍承認的醫學常識。《三國演義》中的華佗只不過更進一步，把原本抽象無形的風實體化為具有形態的黏液（風涎），還能開刀破頭取出來根治，更奇葩一些罷了。

那麼，如果曹操當時看的不是華佗，而是同時代或稍後的一位西洋名醫的話，他會得到什麼樣的解釋，以及什麼樣的治療建議呢？

語言與生理的關係很妙，相距很遠的不同文化，相去很遠的不同語言，在遇到想表達某種人類共通的感受時，用詞往往相當的神似，因為文化雖然各異，人與人的生理反應卻都一樣。所以感動時會說「我雞皮疙瘩都出來了」，厭惡時會說「我要吐了」，舉世皆然。中國人在碰到難以理解或難以解決的困境，因而急迫不安時都會說「頭好痛」，而英文在表達同樣的情境時一樣是說「它讓我頭痛」（It's giving me a headache.），這表示頭痛給人類帶來的困擾既普遍而又一致。

有人類以來應該就有頭痛，所以古埃及以及古希臘的醫學文獻都不乏頭痛的紀錄。一般的頭痛很尋常，大多也不造成很大的困擾，但早在曹操出生之前五百多年的古希臘醫學之父希波克拉底（Hippocrates，西元前四六〇—前三七〇年），就曾描述過一個特別奇特又嚴重的頭痛病例：「……他眼前會看到像閃電的光，通常在右眼的一部分，這階段結束時，右邊的太陽穴開始劇烈的痛，接著蔓延到整個頭部跟頸部……若是有嘔吐出來的話，疼痛就可能稍稍減輕一點。」

四百年後的另一位希臘大名醫阿萊泰烏斯（Aretaeus of Cappadocia，西元前三〇—九〇年）對這種頭痛有著更精確的描述，主要因為他自己就有這個病：「……眼前閃現紫色跟黑色，或者混合成像天上的彩虹一樣……這痛總停留在頭的半邊，痛起來絕不輕鬆……來勢洶洶，有時伴隨一些可怕可厭的症狀……噁心，吐出膽汁……頭很麻很重，人焦慮又疲勞，很怕光，待在暗處會舒服一點，看到聽到討厭的東西就受不了。」「如果日落時發作，第二天中午會消失，如果中午發作，日落時會結束，很少會持續更久。」他為這個奇特的頭痛取了個名字，叫「半邊頭痛」（heterocrania）。

西方歷史進入羅馬時代之後，獨領醫學風騷的羅馬醫師蓋倫（Galen，西元一二九—二一六年）也描述過這種疾病，並沿用了阿萊泰烏斯的命名「半邊頭痛」（heterocrania），但拼成「hemicrania」。而hemicrania這個希臘字在羅馬時期漸漸演變成拉丁文的emigranea，migranea，或migrana，而後終於在千餘年之後的十八世紀出現在英文，就是我們至今熟知的「migraine」（偏頭痛）。

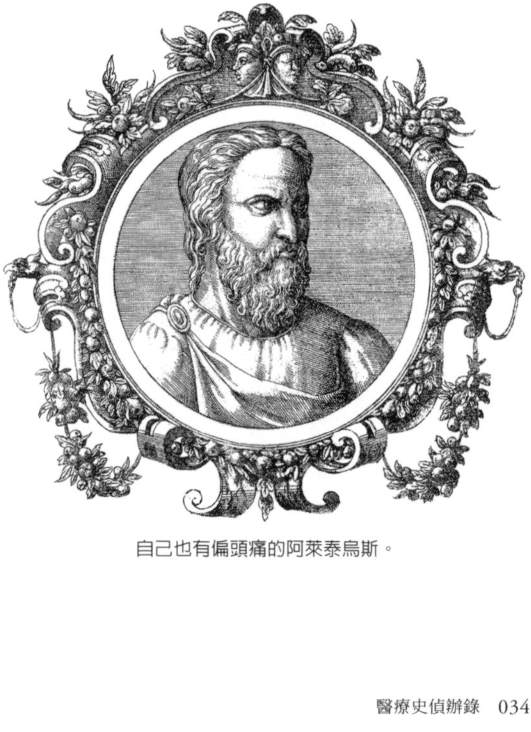

自己也有偏頭痛的阿萊泰烏斯。

曹操的頭痛，就是阿萊泰烏斯的偏頭痛嗎？這很難說。《三國志》的作者惜墨如金，針對曹操的症狀只寫了這麼幾個字：「太祖苦頭風，每發，心亂目眩。」從這裡看不出他頭痛的位置是否只偏一邊，也看不出發作時間的長短，但可以看出兩個特點：第一是曹操的頭痛是一陣陣發作的，發作時痛到讓他心煩意亂，沒法正常過日子的程度，與偏頭痛相符。第二是他的頭痛發作時還會「目眩」。目眩就是眼花，視線模糊的意思，被對向車頭燈強光閃到的那種感覺，把它解釋為希波克拉底與阿萊泰烏斯所描述的偏頭痛發作時的眼前閃光，是說得通的。

那麼，西方古代醫學的先賢大德們，對偏頭痛的成因有何見解呢？希波克拉底說，偏頭痛是因為胃部的蒸氣上升至頭所引起的，所以嘔吐排氣之後會好。蓋倫則說，偏頭痛是因為胃部的黃膽汁積聚所引起的，所以嘔吐排出黃膽汁之後會好。我們要知道，希波克拉底與蓋倫的醫學觀一脈相承，來自於古希臘的「火、水、土、氣」四元素說，以及「血液、黏液、黃膽汁、黑膽汁」四體液說。西方的古代醫生，會把所有疾病的成因都聯想成元素或體液的不均衡，是再自然也不過的事。雖然他們對偏頭痛發作症狀的描繪詳細，遠勝過中國古人，但論起疾病的原因或原理，則完全不會比《黃帝內經》的作者或華佗來得高明。如果曹操找來他們看病，他們也許可以舌粲蓮花，把曹操唬得一愣一愣，不至於大怒殺人，但也絕對治不好他的頭痛。

西方進入長達千年的中世紀之後，迷信盛行，醫學的研究與發展停滯，身為病人就比較可憐，偏頭痛的病人當然也是一樣。那個時期流行過的一些偏頭痛療法包括草藥，放血，把病人的頭皮切開塞進蒜瓣，用熱烙鐵燒灼病人頭部等等。另外據信也有一些中世紀的醫生真的當了「再世華佗」，把病人的頭顱骨鑽出一個洞的。這些治療，當然跟中世紀大多其他疾病的療法一樣有害無益。

中世紀結束，經過了文藝復興的洗禮之後，西方的醫師們開始用比較理性客觀的角度來看待疾病。十七世紀英國的醫師兼解剖學大師湯瑪士·威利斯（Thomas Willis，西元一六二一—一六七五年）是近代臨床神經學的奠基者，他在所撰寫的神經學教科書中，用了很大的篇幅來論述頭痛，把它做了大略的分類。在偏頭痛的部分，威利斯醫師用驚人準確的文字詳細描述了偏頭痛的特徵，還注意到它的發作與遺傳體質，季節變化，氣候狀況，以及飲食是有相關的。更重要的是，他首度用大腦神經學的生理角度來解釋這些病徵的原因。比方他認為，偏頭痛之所以會嘔吐，是因為腦部與胃部之間有自主神經，尤其是迷走神經的雙向連結，所以才會彼此牽連，跟什麼胃部蒸氣或黃膽汁沒半點關係。此外他還觀察到，有些病人偏頭痛發作時流向大腦的動脈血流流速會變快，因此他推測，偏頭痛的痛感來源很可能是腦中的血管被撐大擴張，刺激到其周遭的痛覺神經之故。

十八世紀時，針對偏頭痛的研究比較沉寂。由於偏頭痛的患者以女性居多，又經常會因為情緒的激動而發作，所以很多當時的醫師們都把偏頭痛看作一種「神經質」的表現，沒怎麼認真把它當成一種正經的疾病。

十九世紀是個醫學急速地向科學靠攏的時代。由於當時腦部解剖學以及生理學的新知日新月異，醫師們就開始很積極的從這些科學新知當中尋求所有疾病的解釋。當時有兩位英國醫師的偏頭痛理論，激起過很大的迴響：愛德華．利文寧（Edward Liveing，西元一八三二—一九一九年）認為偏頭痛類似癲癇發作，是一種腦部異常放電（他把它稱為一種「神經風暴」）所導致的症狀。彼得．沃爾沃克．萊瑟姆（Peter Wallwork Latham，西元一八三二—一九二三年）認為偏頭痛來自大腦對交感神經的過度刺激，交感神經先興奮起來讓腦血管收縮，造成腦的局部缺氧，導致諸如閃光，視線模糊等「前兆」（aura），然後交感神經累了，腦血管反過來擴張，造成接下來的頭痛。他們的理論雖然均屬主觀演繹，今天都已經被認為不完整甚至是錯的，但有一點很重要，就是他們對偏頭痛的解釋，都是以已知的腦科學為基礎，認定它是一種由腦部本身的異常訊號所引動的發作。他們的理論，是醫學開始正確理解偏頭痛本質的重要分水嶺。

二十世紀開始，科學家擁有了越來越多新的實驗方法以及新發現的化學物質，可以用來進一步釐清許多過去被視為神祕不可解的疾病。一九三〇年代間，美國的神經科醫師，頭痛學大師哈羅德・沃爾夫（Harold Wolff，西元一八九八—一九六二年）是偏頭痛的血管學說的強烈支持者，他做了許多的動物以及人體實驗，證明偏頭痛的發作與腦部的血流變化相關。在另外的實驗中，他用血管擴張劑亞硝酸異戊酯

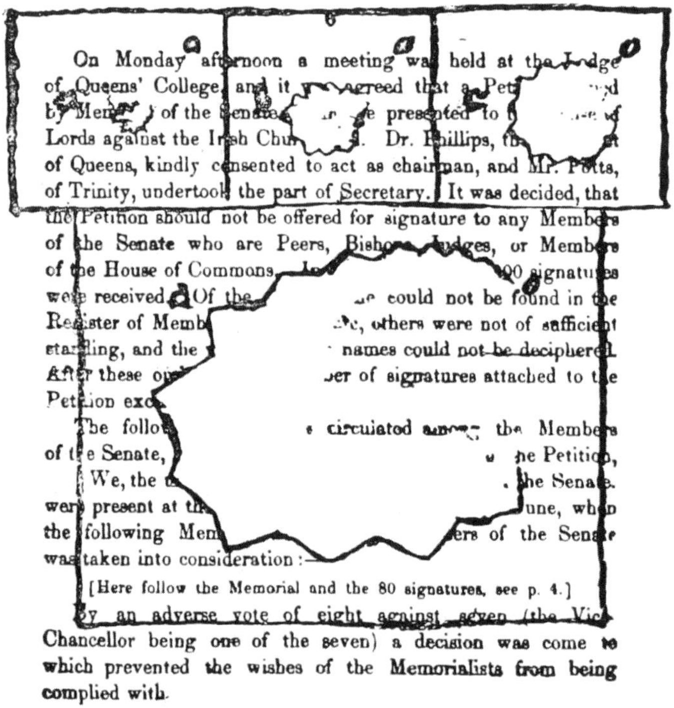

一百多年前的偏頭痛病人畫出的視覺前兆圖。

（amyl nitrite）成功的阻斷了偏頭痛的前兆，並用血管收縮劑麥角胺（ergotamine）成功的阻斷了偏頭痛的痛。這導致此後很長的一段時期內，血管學說成為偏頭痛的主流理論，而麥角胺以及其衍生物就成為偏頭痛的標準治療藥物。

接下來的二十世紀後半以至於二十一世紀，腦科學的發展日新月異，諸如神經傳導物質等各種腦細胞生理新知不斷的更新，出現更多也更精確的針對腦電氣活動以及影像的新研究方法。偏頭痛作為一種常見而又惱人，並且發作病狀極為戲劇化的疾病，自然就成為許多科學家的研究重點。累積數百年的動物實驗，人體實驗，以及藥物研究之後，我們今天已經很清楚，偏頭痛不像許多人所想像的那樣，只要自己的頭痛偏一邊就叫作偏頭痛。偏頭痛是一種具有特異疾病生理機轉的獨特疾病，與其他一般的頭痛大異其趣，除了位置偏一邊之外，它的疼痛是搏動性的，程度特別嚴重，經常會伴隨畏光，畏聲，嘔吐等症狀，部分病人還會發生形形色色的視覺、體感，以至於動作方面的「前兆」（aura）。其病理遠遠不止腦血管的收縮與擴張那麼簡單，它還牽涉到血清素（serotonin）的變化，腦皮質細胞活性的暫時抑制，所謂的皮質傳播抑制（cortical spreading depression），神經元離子通道啟動，支配腦血管的三叉神經末梢的神經性發炎，血管活性分子的異常釋出，以及疼痛神經中樞的過度敏感化等等。正因為它的腦部生理機轉很獨特，所以一般治頭痛的止痛藥是沒辦法搞定的。

直到今天，偏頭痛依然藏著許多神祕又迷人的謎團，有待科學的澄清。但重點在於，這些發現讓我們對偏頭痛的本質已經有了比過去清晰許多的了解，而針對任何一種疾病本質的深入理解與澄清，才能真正帶來有效的治療。科學家依據偏頭痛的獨特病態生理發展出來的藥物包括血管收縮劑麥角胺（ergotamines），血清素接受體活化劑翠普登（triptans）等等。另外較新的研究發現一種存在於三叉神經血管系統，名為降鈣素基因相關胜肽（calcitonin gene related peptide, CGRP）分子的釋出在偏頭痛發作上也具有關鍵的角色，據此研發出來的CGRP受體拮抗劑，甚至更新的CGRP單株抗體，也在偏頭痛的防治發揮了十分顯著的功效。

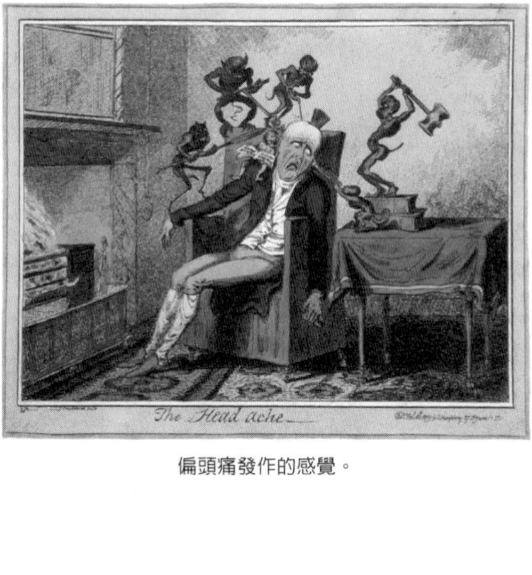

偏頭痛發作的感覺。

偏頭痛療法的演變，正好是個典型的例證，展現遵從古訓的傳統醫學與結合科學的現代醫學間的強烈對比。古代醫學的疾病治療不外兩種模式：一是從古書中尋求更古之人的想像，依據這個想像來找解方，「風」與「黃膽汁」就是。二是把過去其他疾病用過的療法都抓來碰碰運氣，說不定就能碰到有效的，草藥、針灸與放血就是。近代醫學與科學的結合，則讓所有疾病的治療起了革命性的變化：用科學的客觀事實找到疾病的本質，根據這個本質尋找甚至創造療法。

擁有科學作為後盾的現代醫生在面對疾病時，就像《莊子．養生主》故事中的那位庖丁那樣，先把整隻牛看到了骨子裡面去，把牠的細部結構，關節間隙看得清清楚楚，知道該從何處下刀，然後「動刀甚微，謋然已解」。而古代的醫生呢，我們不得不說，只能看到牛的表皮，憑空想像牠的內裡構造，所以要不然束手無策，要不然只能揮著大刀狂劈猛砍。這並不表示現代人要比古代人聰明，其間的差別關鍵，其實只在於現代的醫師「庖丁」們，人人都站在巨人們的肩膀上，擁有數百年來的科學累積所賜的一雙「透視眼」。

曹操一代人傑，功業文章達到人生所能達到的頂峰，但不幸頭也痛到了頂峰，痛到要殺掉醫生的程度。要是他知道今日醫學的進步，並且有得選擇的話，恐怕寧願把什麼文章事業都拋下，穿越到現代當個頭不痛的平凡人吧。

人中之蟲

廣陵太守只不過吃壞肚子，怎麼就短命了呢？

小時候沒有手機也沒有網路（是的，真有過那樣的年代），所以家家戶戶都有日曆。那時候的日曆厚厚一本，同時有國曆與農曆的日期，並且都會附上一張圖文並茂的「食物相剋中毒」圖表，就是哪個食物跟哪個食物不能一起吃，吃了會中毒的重要資料。小時候不懂事，不知道公開發行的印刷品特別會鬼扯，所以被它嚇得不輕。因為照那個圖表來看，稍不小心就有可能中毒，而中毒的解法又很奇葩，讓人擔心。比方說田螺跟麵一起吃會中毒，解毒要用「雞屎白」，牛肉跟韭菜一起吃會中毒，解毒要用「人乳」。試想一下，我要是一時不慎，在圓環夜市的小攤吃了田螺後，換一攤吃了牛肉麵，接下來再換一攤吃了韭菜水餃的話，豈不就是兩毒併發？急切之間，我要到哪兒去找雞屎跟人乳來著？真是不讓人活了。

像這類「食物相剋中毒」，某些食物跟某些食物會「對沖」，傷害到人體健康的說法，是打哪兒來的呢？這不太清楚，多半跟古人的其他許多奇葩觀念一樣，是基於偶然的巧合加上大量的幻想所產生的吧。這些東西並不只放在農民曆上嚇人而已，也堂而皇之的出現在古代的正規醫學。比方成書於一千八百年前，東漢張仲景（西元一五〇—二一九年）所撰的中醫臨床經典著作《金匱要略》的〈禽獸魚虫禁忌并治〉當中，就有這樣的警告：「兔肉不可合白雞肉食之，令人面發黃。兔肉著乾薑食之，成霍亂。」所以說，中國農民曆的醫療常識其實是與正統醫學一脈相承的。

《金匱要略》中的另外幾段警示也特別的有意思：「食生肉，飽飲乳，變成白蟲……牛肉共豬肉食之，必作寸白蟲……食膾，飲乳酪，令人腹中生蟲，為瘕。」吃生肉加上牛奶，會在體內變成「白蟲」，牛肉跟豬肉一起吃，會跑出「寸白蟲」，膾跟乳酪一起吃，肚子裡會生出蟲。姑且不論這些什麼「白蟲」，「寸白蟲」到底是什麼蟲，這些敘述提示了一些關於古人醫學理論的重要資訊：一，很早以前的古人就知道，人的身體裡是可以跑出蟲的。二，這些蟲是在人的體內生成的，原因是同時吃了兩種「相忌」的食物。

什麼是「膾」？膾就是把動物的肉切細了來吃，通常是吃生的。《論語・鄉黨》說：「食不厭精，膾不厭細。」就是說早在孔子的時代，人們就喜歡把肉切得細細的來吃。如果是在南方水產比較豐富的地區，膾就不是切細的生肉，而是切細的生魚。《晉書・張翰傳》記載：「翰因見秋風起，乃思吳中菰菜、蓴羹、鱸魚膾。」張翰想念故鄉的鱸魚膾，就辭官回家，傳為美談，產生一個「蓴鱸之思」的成語，這鱸魚膾就是用鱸魚切的生魚。膾是中國古代的高級美食，從皇帝到文人都愛吃，留下許多相關的史料紀錄跟文學作品。日本的生魚片料理，就與中國的膾文化不謀而合。

享受美食有時必須付出代價。《魏書・華佗傳》記載：「廣陵太守陳登得病，胸中煩懣，面赤不食。佗脈之曰：『府君胃中有蟲數升，欲成內疽，食腥物所為也。』即作湯二升，先服一升，斯須盡服之。食頃，吐出三升許蟲，赤頭皆動，半身是生魚膾也，所苦便愈。」三國這位智慧過人的陳登太守（西元一六三—二〇一年），就是因為太愛吃生魚所以中了招，吐出三升嚇人的生魚膾與蟲合體的怪物，後來還導致他英年早逝，不過倒沒提他吃生魚時有沒有配乳酪。

西方人也一樣很早就知道人體能生蟲。早在三千五百多年前的古埃及埃伯斯紙草卷（Ebers Papyrus）中，就有相當詳細的關於人體腸道生蟲的紀錄。「西方醫學之父」古希臘的希波克拉底（Hippocrates，西元前四六〇—前三七〇年），更是有系統的研究了當時的一些蟲病，記載於他與學生們的醫學巨著《希波克拉底文集》（*Hippocratic Corpus*）當中。他區分出三種蟲：「圓蟲」（helminths strongyle），「扁蟲」（helminths plateia），與「蟲」（ascaris），詳述牠們的流行病學，患者症狀，以及治療。裡面的病例報告寫得很生動，描寫到諸如吐出蟲體、腹瀉、發燒畏寒、胸口灼熱、身體虛弱、腹部鼓脹等等，讓當今學者可以據以合理的推測，希波克拉底所說的「圓蟲」很可能就是蛔蟲（Ascaris lumbricoides），「扁蟲」就是絛蟲（Taenia），而「蟲」就是蟯蟲（Enterobius vermicularis）。

希波克拉底之後，歷經羅馬帝國，一直到整個中世紀結束，西方醫界對這些相當常見的蟲病可以說經驗豐富，但對其成因一直沒能提出什麼合理的解釋。當時的醫師們對人體與疾病的理解一脈相承，來自於「火、水、土、氣」四元素說，以及「血液、黏液、黃膽汁、黑膽汁」四體液說，所以人體會生蟲，必然也是由於這些元素與體液的失衡所致。人體失衡歸失衡，但蟲顯然是一種小生物，從哪兒跑出來的呢？

西方古人對小生物的發生有自己的一套看法，比方說鰻魚，古埃及人深信鰻魚是陽光照耀尼羅河時水中憑空生出來的，古歐洲人認為鰻魚是從海底腐爛的植物中長出來的，或是從海水的泡沫中誕生的。引領西方思潮的希臘大哲學家亞里斯多德（Aristotle，西元前三八四—前三二二年）提出他的邏輯推理：「觀察一個乾涸的池塘就知道，乾硬的池底不可能存在生命，但當第一場雨降臨之後，一瞬間池塘里就滿是鰻魚了，這證明鰻魚是在水中自然發生的。」換句話說，西方古人認為在一些客觀條件的配合之下，生物是可以自己出現的，這叫作「自然發生說」。所以他們沒有理由不認為，人體的這些蟲也是這麼跑出來的。

西方人的這種想法，其實與中國的古人頗有默契。在中國古代，就連高端知識分子都深信「化生」之說。《禮記》中說：「腐草為

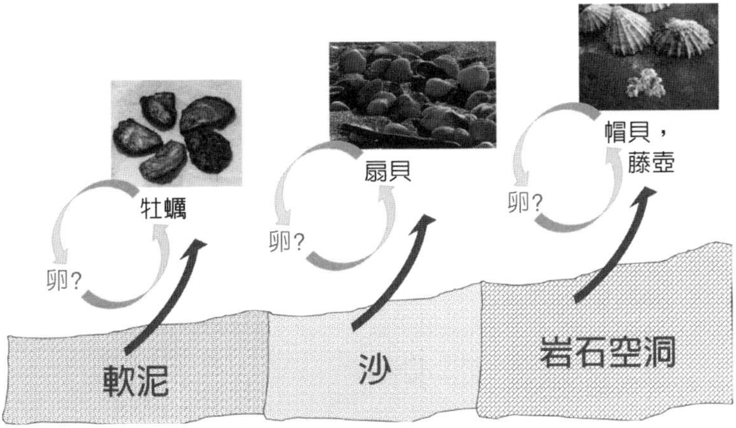

西方古人的貝殼類自然發生說。

螢」（螢火蟲是草腐爛之後所化生的），又說：「雀入大水為蛤」（海裡的蛤蜊是雀鳥掉進水裡面所變成的）。前者是因為螢火蟲產卵在草叢下的土壤中，而後者是因為深秋天寒，雀鳥不見蹤跡，而此時海邊正好出現肥美的蛤蜊，貝殼的條紋顏色又跟雀鳥很相似所造成的誤會。但因為《禮記》是儒家經典，讀書人沒那個膽子去質疑，腦中

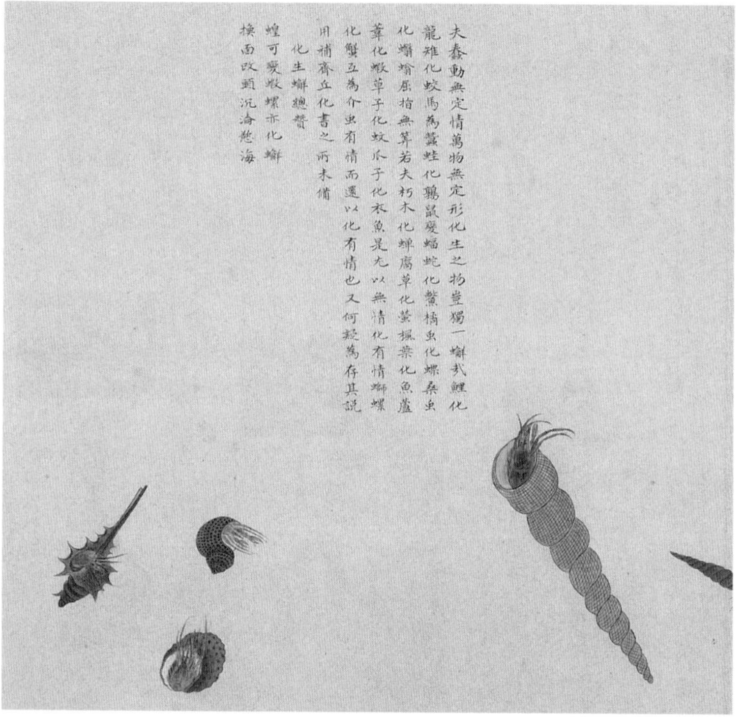
夫蠢動無定情萬物無定形化生之物豈獨一蝲哉鯉化
龍雉化蛟馬為蠶蛙化鶉鼠變蝠蛇化鱉橘虫化蝶桑虫
化蝲蝓屈指無算若夫朽木化蟬腐草化螢楓葉化魚蘆
葦化蝦草子化蚊爪子化衣魚是尤以無情化有情蝲螺
化蟹互為介虫有情而還以化有情也又何疑焉存其說
用補齋丘化書之所未備
化生蝲總贊
蝗可變蝦螺亦化蝲
換面改頭沉淪慾海

中國古人的化生之說（海錯圖）。

也沒有「田野調查」的概念，不如深信不疑最是方便，於是「腐草為螢」與「雀入大水為蛤」就成了古代中國人的自然常識。明代汪機（西元一四六三－一五三九年）所撰的《石山醫案》就交代了蟲病的來源：「經云濕熱生蟲，有是理也。故痨蟲、寸白蟲，皆由內濕熱蒸鬱而生，非自外至者也。正如春夏之交，濕熱鬱蒸，而諸蟲生焉是矣。」這就是中國古代典型「天人感應」（自然是個大宇宙，人體是個小宇宙，彼此牽連影響，決定健康或疾病）的醫學觀點。既然野外又濕又悶熱時會自然生蟲，那麼人體內又濕又悶熱時當然也能自然生蟲。像《金匱要略》所說的，互不相容的生肉生魚跟牛奶乳酪在肚子裡打架，產出幾條蟲來又何足為怪？

也許就因為這樣方便的不求甚解與想當然耳，在西方一直要到了文藝復興的理性思潮洗禮之後，十七世紀末才終於有人想到該把這些蟲蟲查個清楚。英國醫師兼解剖學家愛德華・泰森（Edward Tyson，西元一六五一－一七〇八年）首次解剖並描繪了人體蛔蟲的構造，他分出蛔蟲有雌有雄，另外還看到上千的蟲卵。這讓他堅信，蛔蟲顯然是在人的腸子裡面交配繁殖，產生下一代的，只是還想不通牠當初是怎麼跑到人的腸內的。另外，他還描述了在狗的腸道內生長的一些長度驚人，身體分成一節一節的條蟲。

與泰森同時代的義大利醫師，博物學家，兼生物學家弗朗切斯科・雷迪（Francesco

Redi，西元一六二六—一六九七年），差不多在同一時期研究了包括蛔蟲在內的上百種人體以及動物寄生蟲，寫成一部大作，名為*Osservazioni intorno agli animali viventi che si trovano negli animali viventi*，意思是《動物裡面的動物的觀察》。雷迪醫師最了不起的建樹在於，他看出凡是自然界的動物都是爸爸媽媽生的，「所有的生命都從生命而來」，否定了被世人相信了兩千多年的亞里斯多德「自然發生說」。在觀念上否定前人固然容易，但要如何證實呢？當時大家都相信，腐爛的肉會自然生成蛆。雷迪就做了一個很簡單但從來沒人想過要做的實驗：他把幾個瓶中都放進腐爛的肉，但有些瓶子的開口蓋上紗布，讓蒼蠅進不去，結果只有蒼蠅接觸過的那些腐肉才會生蛆。他把這些蛆收集起來觀察，結果牠們果然變成了蒼蠅。原來蛆根本就是蒼蠅的幼蟲，所謂「爛的肉會自然生成蛆」，完全就是前人的觀察不夠仔細，觀念又先入為主的結果。雷迪醫師的實驗，徹底的推翻了「自然發生說」。

從雷迪醫師與泰森醫師等人的發現開始，世界上就出現了一門新的科學：寄生蟲學。人們開始知道，歷史上一直困擾著人類的蟲蟲，並不是人體所生出來的，只是借我們的身體寄住而已。接下來必須解答的問題就很明確了：牠們平常住在哪裡？怎麼進入人體的？進入人體後幹了些什麼？十八到十九世紀間，正好碰上解剖學更發達而普遍，顯微鏡的品質日益進步，細菌學與其他微生物學蓬勃的發展，所以寄生蟲學也就跟著日新又新。科學家與醫師們從人體解剖，動物解剖，以及環境調查這幾個不同的面向來分別研究，到了二十世紀時，基本上已經搞清楚了大多種類寄生蟲的「蟲生」是什麼樣的，回答了上述那些關鍵問題，當然也因此發展出有效的預防方法以及治療藥物。

比方說蛔蟲：人先是吃下被蛔蟲卵污染的食物，這些蛔蟲卵在腸道內孵化，孵化出的幼蟲穿過腸壁，經由血流或淋巴系統進入肺部，在肺中成熟後闖入氣道並上行至咽喉。病人因為咳嗽和吞嚥再次吞下蛔蟲，流動到腸胃道，長成雌雄成蟲，交配產卵，部分的卵隨著糞便排出體外，等待被其他的人或動物吃下去。這

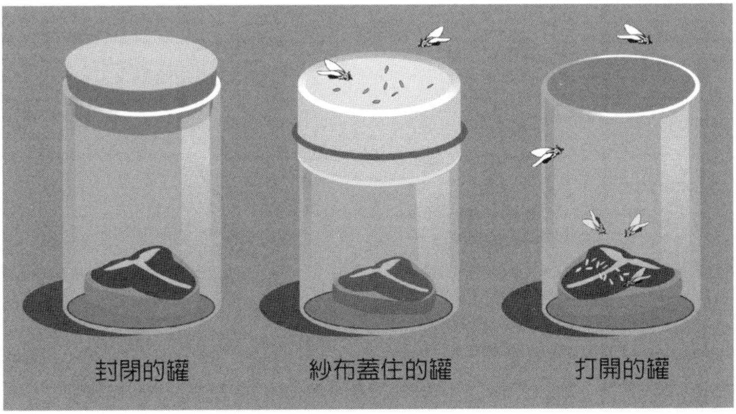

雷迪醫師的實驗。

就完成了一個蛔蟲的「生活史」循環。

另外一個對我們很重要的蟲是中華肝吸蟲（Clonorchis sinensis）：牠的蟲卵在淡水螺中孵化，發育形成幼蟲後離開螺體，接著以各種淡水魚類作為第二中間宿主，在魚體組織發育成囊狀幼蟲。哺乳動物（包括我們）若是吃到了這些魚，就會當了這寄生蟲的最終宿主。囊狀幼蟲會在我們的十二指腸脫去外囊，逐漸發育為成蟲，成蟲吸附在膽管或膽囊，用我們的膽汁當大餐。這些成蟲可在人體內存活多年，交配產卵後，卵隨膽汁一同進入消化道，然後隨糞便排出，再開始牠的下一個生命循環。由於牠對人類宿主的肝膽系統傷害

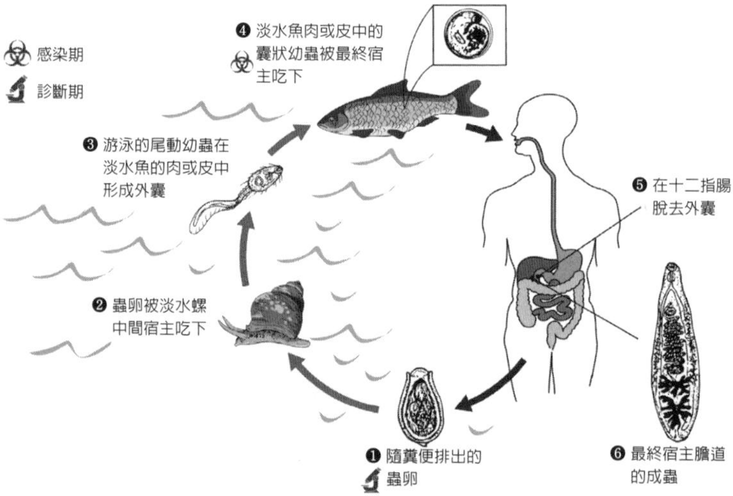

中華肝吸蟲的生活史。

比較大，感染的人可能會有發燒、腹瀉、上腹疼痛、厭食、肝腫大、體重下降、黃疸等症狀，嚴重時可能因為膽道阻塞感染或膽管癌而死亡。一個很大的重點是，魚體組織內的囊狀幼蟲只要受熱就會被破壞，因此吃煮熟的魚是不會感染的。人會得到中華肝吸蟲的最大原因，就是吃下了生的淡水魚。到此我們馬上可以聯想到，一千八百多年前因為愛吃「膾」而生蟲早死的陳登太守，染上的多半就是中華肝吸蟲。

歷經數百年的科學研究，今天的醫學除了已然搞清楚絕大多數寄生蟲的生理結構以及生活史，據此得以有效的診斷，預防，以及治療寄生蟲病之外，甚至還能跨越遠古代那些語焉不詳的病例紀錄，回頭為超過千年的古人看看病。

中國的考古學家以及微生物學者們，在二十世紀累積了數十年的考古成果，針對中國各不同地區以及不同時代的古代屍體或糞便遺跡研究，發現古代人（從春秋時期一直到清朝）感染寄生蟲的現象非常普遍。在這些古屍中共檢驗出包括中華肝吸蟲、薑片蟲、蛔蟲、鞭蟲、絛蟲、蟯蟲、以及日本血吸蟲等七種寄生蟲卵，其中患有中華肝吸蟲的古人比例高達一半。這表示中國各朝代的古人都經常受到寄生蟲病的困擾，尤其要是愛吃生的淡水魚的話，不得到中華肝吸蟲才怪，跟什麼同時飲牛乳、食乳酪沒半點關係。數年之前，英國劍橋大學的科學家團隊到了希臘的島嶼，挖掘出與醫學之父希波克拉底同一時期的遠古墳墓，取出屍骨骨盆旁的土壤（當時那些古人糞便的遺跡）用顯微鏡檢查，結果看到了蛔蟲（Ascaris lumbricoides）與鞭蟲（Trichuris trichiura）兩種寄生蟲的蟲卵。這證明兩千多年前的希波克拉底所詳細描述過的「圓蟲」，確實就是蛔蟲沒錯。這門新興的學問「古寄生蟲學」（paleoparasitology）非常的有趣，用現代的寄生蟲學知識，重現了古人的生活風貌，只可惜科學家沒辦法穿越時空，拯救到當時的病人。

對寄生蟲病並不陌生的古代醫師們，怎麼治療它們呢？希波克拉底把香草的根搗碎，用水浸泡幾天後，加蜂蜜給病人服用（感覺不會難喝）。羅馬以至於中世紀的醫師，一般相信寄生蟲是從人體內過多的黏液（phlegm）腐敗後生出來的，所以會開強力的催吐草藥或瀉劑給病人服用，好排出黏液，當然，用放血來平衡體液也是常用的手段。《金匱要略》中說：「鱠（膾）食之，在心胸間不化，吐復不出，速下除之，久成癥病，治之方：橘皮一兩，大黃二兩，朴消二兩……食鱠多不消，結為癥病。治之方：馬鞭草。」表示中國古代醫師也認為，這些蟲是從人肚子裡面的「髒東西」生出來的，所以會採用這些「整腸」、「促瀉」的草藥。但我們今天已經了解了各種寄生蟲寄生的位置，繁殖的方法，以及牠們的自保方式，就知道那些治療對牠們都是不痛不癢的。至於預防，因為古人完全不知道寄生蟲是傳染而來的，當然也不會知道牠們的傳染途徑，預防就更不用提了。

歷史記載與考古研究都顯示，寄生蟲感染從遠古開始就與人類長相左右，人們與寄生蟲相伴的歲月極長，受害者不計其數。然而，對寄生蟲的真正有效防治，卻都是在近一兩百年內，科學發達之後才開始出現的，這是為什麼呢？這跟古人對任何其他疾病也都束手無策的原因一樣：對生物與生命原理的誤解。

不論中西方的古人，都把人類當成自然界一種獨特的存在，跟其他的物種不能相提並論。中國古人認為「天生萬物以養人」，古希臘羅馬的哲學家與醫學家認為人的身體狀況呼應宇宙的變化，基督教教義認為人類是特別的，上帝創造的所有其他生物，都只不過為了讓我們人類利用而已。正因為這種普遍的誤解與錯誤思維，使得古人在碰到寄生蟲或其他感染病時，會生成「它們因人體內環境的不良變化而自然生成」那樣的荒謬推論。以不符客觀事實的信仰為基礎的醫學系統，不可能產生有效的疾病防治方法。

那麼實情是如何呢？寄生蟲以及其他微生物，在地球上生活的時間遠比人類存在的時間要久得多。牠們長期演化而得到的生存方式，就是借用其他動物的身體來生活。人類還沒有出現時，寄生蟲就已經擁有許多其他的動物可供寄居繁殖，活得好好的。人類出現之後，牠們也沒有要為難我們的意思，只不過邂逅以後，發現人體正好也可以提供棲身之所，滿足牠生存與繁衍的需求，於是就此長居下來，跟我們產生久遠的親密關係，如此而已。人類若是不想跟寄生蟲太過親密，就必須先客觀的從蟲的角度出發，了解牠的生活習性以及生理特性，別無他途。古人正是因為缺乏這個思考角度，所以長遠以來都只從「人類本位」出發，把寄生蟲當成是人體內部不協調而生出的東西。這樣明顯的畫錯重點，怎麼可能發現防治的方法呢？

寄生蟲的例子很清楚的告訴我們，解決疾病的關鍵在於正確的理解疾病，而理解疾病的關鍵在於正確的理解自然。然而要正確的理解自然，往往表示必須發掘客觀事實，毅然拋掉「祖訓」。這個過程也許會相當的漫長，但它卻是唯一可行的途徑。

癲癇的古往今來

王羲之不省人事還能作詩，有這等怪事？

根據《聖經》記載，耶穌行走江湖的生涯當中，除了宣揚他的信仰之外，一項主要的日常業務就是幫人治病。他的醫術奇佳，效果如應斯響，治好過包括痲瘋，癱瘓，眼盲，啞巴等等重症，最厲害的是還曾經讓一位死了好幾天的拉撒路（Lazarus）先生復活。

在《馬可福音》第九章（*Mark* 9: 14-29）當中，記載了一個特別戲劇化的病例：

……眾人中間有一個人回答說：「夫子，我帶了我的兒子到你這裡來，他被啞巴鬼附著。無論在哪裡，鬼捉弄他，把他摔倒，他就口中流沫，咬牙切齒，身體枯乾……」……他們就帶了他來。他一見耶穌，鬼便叫他重重的抽瘋，倒在地上，翻來覆去，口中流沫……耶穌看見眾人都跑上來，就斥責那污鬼說：「你這聾啞的鬼，我吩咐你從他裡頭出來，再不要進去！」……那鬼喊叫，使孩子大大的抽了一陣瘋，就出來了。孩子好像死了一般。以致眾人多半說：「他是死了。」但耶穌拉著他的手，扶他起來，他就站起來了……

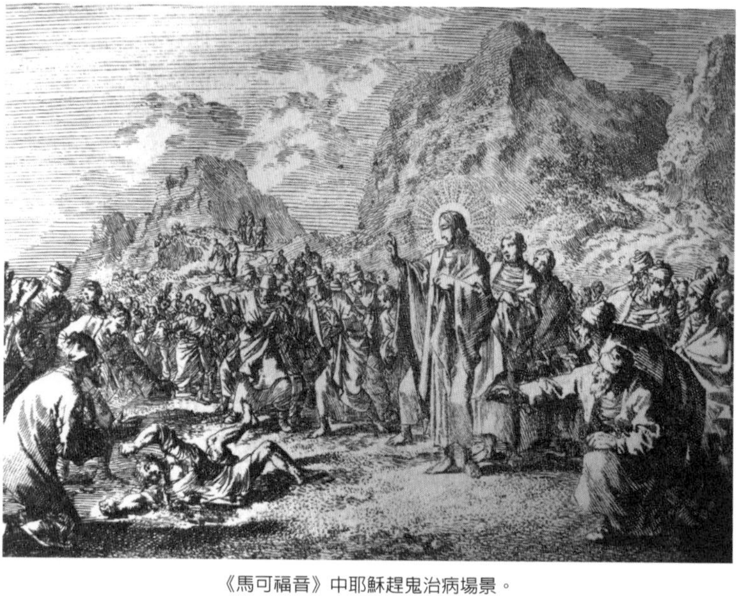

《馬可福音》中耶穌趕鬼治病場景。

文藝復興時期名列三傑之一的大畫家拉斐爾（Raphael，西元一四八三—一五二〇年），生前所畫的最後一幅作品，名叫《耶穌顯聖容》（*The Transfiguration*）。「耶穌顯聖容」是《新約聖經》中的一段故事，說耶穌跟三位門徒登到山上祈禱的時候，身上忽然開始放光，而後兩位《舊約》中的先知摩西（Moses）與以利亞（Elijah）憑空出現，跟耶穌說起話來。更奇的是，天上忽然發出聲音，說耶穌是「我的愛子」。這段故事非常有名，基本上表示上帝在給耶穌簽名蓋章，公證他「神子」的身分。值得注意的是畫面的右下角有一位小朋友雙眼上吊，兩手一上一下，緊繃伸直，看起來意識不清，要不是有人扶著，大概就會跌落地上，這位小朋友就是《馬可福音》中提到的那個正在「抽瘋」的孩子。當然，這事件其實並不發生在「顯聖容」的現場，拉斐爾把這兩件不同時不同地的聖經故事塞到了同一個畫面中，這是當時的畫家經常使用的手法。

耶穌在世的時代並沒有神經科醫師，當時的羅馬帝國醫師們收費昂貴，不會下鄉服務，所以沒看過這位鄉民的小孩，但就算能看到，這些腦中只有「體液學說」的醫師們，也沒本領治好他。感謝《聖經》的生動敘述以及拉斐爾的生花妙筆，今天的神經科醫師一看到那描述與那畫面，就能診斷那孩子是罹患了「癲癇症」無疑。從《聖經》的

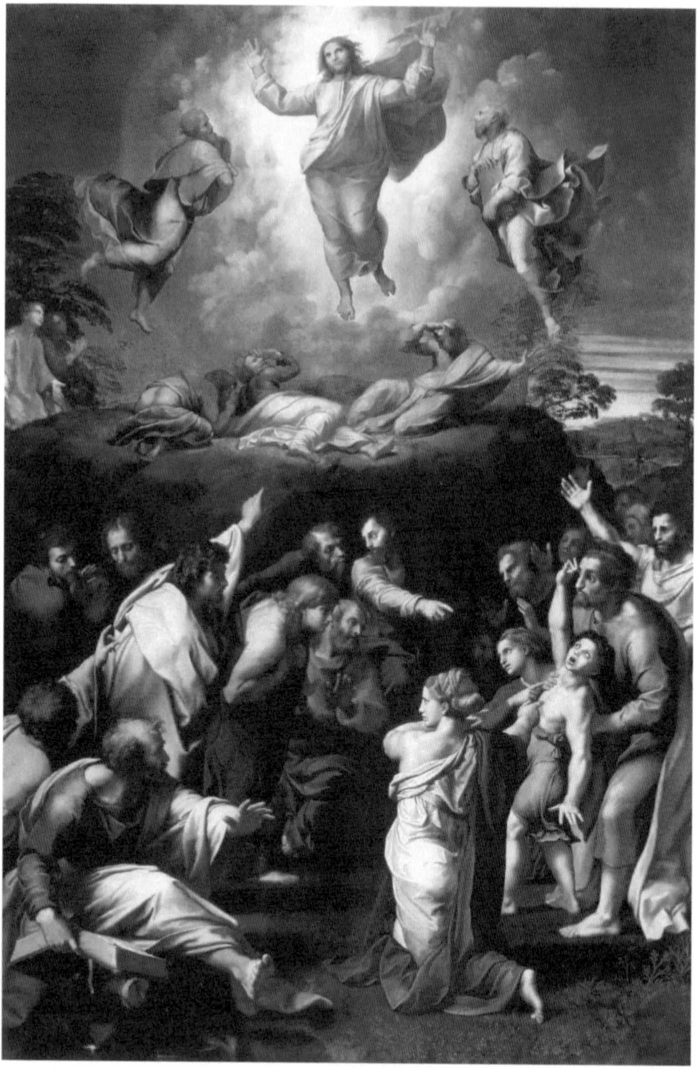

拉斐爾的《耶穌顯聖容》。

記載我們可以看出，癲癇症的發作，在當時被人們當成惡鬼附身是很正常的事。在欠缺理性而科學還沒有出現的古代，人們面臨任何疾病或其他不可解的事物時，將之歸咎於「鬼神」都是最方便的。癲癇症之所以特別會被聯想成鬼神附體，則是因為它的發作情形，往往比起其他的疾病要更戲劇化與更恐怖一些的緣故。

中國晉朝有一位裴啟先生，寫了一本暢銷書叫作《語林》，記載了許多當代名人的言語應對事蹟，生動地重現了魏晉名士的才情風貌。這部書的原文後來亡佚了，但有很多內容被其他的著名書籍比方《世說新語》、《太平御覽》等大量的引用。《太平御覽》所引的一則《語林》故事，跟不朽的《蘭亭集序》的作者「書聖」王羲之有關：

> 王右軍少嘗患癲，一二年輒發動。後答許椽詩，忽復惡中，得二十字云：「取歡仁智樂，寄暢山水陰。清冷澗下瀨，歷落松竹林。」既醒，左右誦之。讀竟，乃嘆曰：「癲何預盛德事耶？」

是說王羲之從小就得了「癲」病，偶爾發作。有一次在作詩酬答朋友時忽然發作，不省人事，妙的是不省人事時還能作出詩來。醒來之後自己也不記得，看了自己剛剛寫的詩還感嘆，說這「癲」怎麼還懂得要來這種雅事插一腳？

那麼王羲之得的「癲」病到底是什麼病呢？如果當時晉朝的名醫大夫們，被延請去替望族王家的這位貴公子看病，他們會怎麼說呢？事實上，極可能真的有醫師替他診斷過，所以裴啟才很有把握的說王羲之得的就是「癲」病。問題在於「癲」是什麼？當時醫家的所見所學，最有可能來自漢代問世的《黃帝內經》，《黃帝內經》把「癲」與「狂」放在一起討論，稱為「癲狂病」。〈素問・奇病論〉一節中談及癲狂的病因，說「人生而有病癲疾者，病名曰何？安所得之？……病名為胎病，此得之在母腹中時，其母有所大驚，

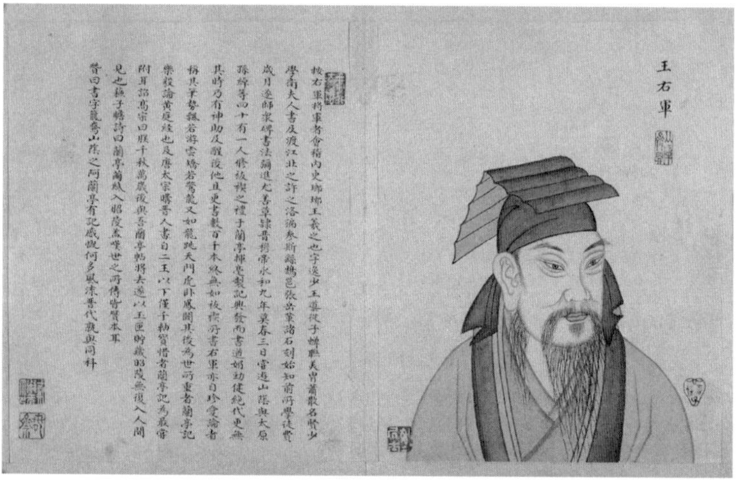

癲症患者——書聖王羲之。

氣上而不下，精氣并居，故令子發為癲狂。」意思是有這病基本上都要怪媽媽，懷孕時不小心嚇到，才害得小孩有癲狂病。

另外在〈靈樞．癲狂病〉一節中，則稍微描述了「癲」與「狂」分別的發作情形：「癲疾始生，先不樂，頭重痛，視舉目赤，甚作極，已而煩心……癲疾始作，而引口啼呼喘悸……先反僵，因而脊痛……狂始生，先自悲也，喜忘、苦怒……少臥不飢，自高賢也，自辯智也，自尊貴也，善罵詈，日夜不休……狂言，驚，善笑，好歌樂，妄行不休……目妄見，耳妄聞，善呼者……狂者多食，善見鬼神，善笑而不發於外者，得之有所大喜……」

從這裡可以看出，王羲之時代的醫師們所說的「狂」，是指病人的情緒起伏大，胡說八道，自誇大罵，行為怪異，甚至出現視幻覺或聽幻覺，顯然是精神病的症狀。至於「癲」，雖然也可能從情緒上的變化「不樂」開始，但常會全身肌肉強直痙攣，口中發出像動物一樣的聲音，換句話說，比較接近耶穌治療的那個小孩的表現。至於把「癲」與「狂」這兩種症狀並列討論，甚至把病名合併為「癲狂病」，恐怕是因為兩者同屬行為上的怪異表現，當時的醫家們雖知它們在症狀上略有差異，也只能把它們當作同一個疾病看待了。癲癇之所以俗稱為「羊癲瘋」，「癲」與「瘋」並列，讓後來的癲癇患者們無端承受了污名，也跟古代醫學的這種含糊作風脫不了關係。不過最起碼，雖然當時離耶穌的時代僅僅三百多年，中國人已經把王羲之的奇特症狀看成是一種病，沒有人說他是被惡鬼附身了。

西方古代關於癲癇症的醫學紀錄非常的久遠，比《聖經》還要早得多。考古發現，數千年前的美索不達米亞人、亞述人、巴比倫人，以及古埃及人的遠古醫學文獻，都載有許多癲癇症的病例，其細節描述之精確，甚至讓現代的專家可以一眼看出那些古人罹患的是什麼類型的癲癇。至於那些文獻中對癲癇症病因的解釋，也不離鬼神論的那一套。

希臘文明興起之後，理性的醫學觀點出現，漸漸擺脫了迷信，試圖為各種看似稀奇古怪，無法理解的身體異常表現提供「自然」的解釋。發明了「體液學說」的醫學之父希波克拉底（Hippocrates，西元前四六〇—前三七〇年）及其學派門徒們，在著作中也詳細的描述過癲癇患者的發作情形，並且對前述巴比倫人等的鬼神之說抱持嘲笑的態度。希波克拉底學派是這麼說的：「癲癇顯然是因為帶有黏液體質的人因為過多的黏液阻塞了腦血管的流通，讓腦部缺乏空氣所導致的。」這個解釋後來經由羅馬帝國的醫學家發揚光大，一直風行到中世紀的開始。

從現代觀點來看，希波克拉底學派針對癲癇的「黏液說」，似乎也是荒誕不經，但仔細想來，這些古希臘人真的十分厲害。首先，他們最早讓癲癇症擺脫了鬼神迷信，讓人們開始正經的思索其成因與治療。其次，他們注意到癲癇症跟遺傳的關係，說「想當然耳，黏液體質的父母會生出黏液體質的孩子」。最後，他們雖然沒有任何的科學儀器或解剖概念，卻能正確無誤的把癲癇症，以及其他諸多心智與精神異常的病變位置放在人的大腦。

中世紀「黑暗時代」開始之後，西方文明產生了倒退現象，理性的疾病觀點被打入冷宮達千年之久，宗教勢力大大擴張，神祕主義復活。針對癲癇症以及其他各種疾病的鬼神論重新風行，當時即使是正統的醫學系統，也都把「惡魔附身」或「巫術作怪」當成癲癇症的合理解釋，「驅魔」也就成了針對癲癇的適當治療。前面的「小孩被鬼附身」的聖經故事，就是基於這樣的文化背景而來。

一直到了約莫十六世紀，中世紀結束，文藝復興開始之後，癲癇症作為一種疾病才算重見了天日。越來越多的醫師敢於直言，惡魔附體與巫術之說極可能是胡說八道。希波克拉底學派的醫學理論再度抬頭，許多醫師從環境影響或個人體質方面去推測癲癇症的成因。不過一直要等到十七世紀開始，醫學界對癲癇症的了解才慢慢地走上正軌，主要的原因是那時人們對大腦的科學研究開始起步，出現了許多專精於腦部疾病的醫學家。比方英國的湯瑪士·威利斯（Thomas Willis，西元一六二一—一六七五年）醫師，就是其中特別出色的一位，照他的推論，癲癇症病人的大腦本身比較弱，所以血液中的某種「能量衝擊」會在大腦中「爆發」，造成病人發作時心智的變化以及身體的抽搐。

十八到十九世紀，腦科學的進展加速，大量的病患觀察以及動物實驗，讓醫師們對癲癇症有了越來越正確的理解，不但確定癲癇是腦部的問題，而且還慢慢的知道它起因於腦部電氣活動的異常。例如當時最專精於癲癇症的約翰·傑克遜醫師（John Hughlings Jackson，西元一八三五—一九一一年），不但提出大腦的病變與異常放電導

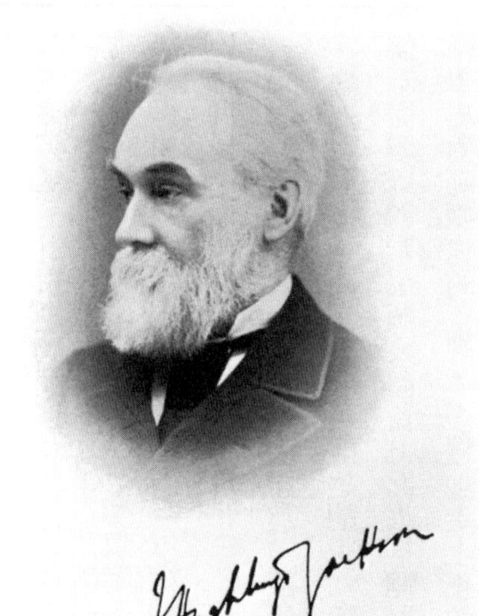

闡明癲癇症是腦部異常放電的約翰·傑克遜醫師。

致癲癇發作，還詳述這異常電流可能從腦的局部向周遭的其他腦區蔓延。病人在癲癇發作時，之所以會表現出各個不同，千奇百怪的症狀，或單邊抽搐，或全身抽搐，或意識模糊，或行為怪異等等，其實都取決於發作當時是他的哪個腦區域在放電而定。

二十世紀以後，由於神經解剖學與神經生理學領域的加速進展，加上腦波檢查以及腦影像學檢查越來越進步，癲癇症基本上已經擺脫了它的神祕外衣，成為一種病因與症狀表現都很清楚的疾病。二十世紀後半開始，對癲癇症的手術治療技術以及各種有效的治療藥物也都陸續出現，日趨完善。古人視為神祕不可解，怪誕可怕，因而賦予種種靈異色彩的癲癇症，絕大部分在今天都可以得到正確的診斷與良好的控制。

那麼，站在許多近代醫學與科學巨人的肩膀上，我們來回頭看看，《聖經》中的著魔小孩與晉朝的王羲之這兩個病例，當時真正發生了什麼事：

《聖經》中寫得很清楚，那孩子發作的情形是：「摔倒……重重的抽瘋，倒在地上，翻來覆去，口中流沫……」然後在耶穌破口大罵一陣子之後，「鬼」出來了，「……孩子好像死了一般……」過陣子他終於甦醒過來，能站起來走路。像這樣，患者忽然間不省人事，倒下全身痙攣，過陣子抽筋停止，但還要再過一下下意識才會恢復，才能正常活動。這就是個典型的「全身型僵直—陣攣性癲癇」（generalized tonic-clonic seizure），俗稱「大發作」（grand mal）。大發作意味著大腦整體泛發性的放電，所以患者會馬上喪失意識，並且全身痙攣，等到放電停止後，大腦休息一下才又恢復原狀。

全身型僵直—陣攣性癲癇的發作持續時間不長，通常介於一—三分鐘之間，很少超過五分鐘。在旁觀者最初的手忙腳亂後，不管是耶穌在旁咒罵惡鬼也好，道士設壇畫符念咒也好，熱心人士幫他捏人中按摩也罷，等時間到了發作完畢，病人自然就會醒過來，不是任何人的功勞。若想要趁這機會，在圍觀群眾之前展示自己的超自然神通或是急救本領的話，一定要把握住這一兩分鐘的「黃金時間」。

王羲之的個案，要更有趣一些。他發作時也不省人事，但沒有倒下，也沒有痙攣，還能行動，甚至還作出詩來，只是醒來之後完全不記得自己做過什麼，這個最像是「複雜型部分癲癇」（complex partial seizure）的發作。所謂的複雜型部分癲癇，病人發作時會意識模糊，並不知道自己在做些什麼，但不會倒地抽搐，而是在意識迷糊當中還能做出一些複雜奇怪、漫無目的的言行動作，比方像舔唇、伸舌、咂嘴、喃喃自語、背誦、大叫、大笑、逛來逛去等等。這樣的怪異狀態通常會持續一—二分鐘左右，醒來後患者自己完全不記得，學名稱為「自動症」（automatism）。像這樣出人意表的怪異表現，很容易讓旁觀者認為患者是「中邪」，或有某種「狂症」吧？複雜型部分癲癇的發作，意味著當時的大腦並不是在整體放電，而只有某個關鍵腦區在局部放電，通常會是在顳葉（temporal lobe）。

古人對癲癇症的病因與病理都沒有正確的認知，當然更談不上真正的治療，這跟所有其他疾病在古代的情況都差不多：得到任何疾病，都只能任由這個病走完它的「自然病程」。只不過因為癲癇症的發作情形有時特別的戲劇化甚至怪異，因此比起別的疾病來說，更容易被貼上「附身」、「瘋狂」這一類的負面標籤，讓患者在本身的疾病之苦而外，還必須承受他人異樣的眼光與歧視，這個現象即使到了今天，在很多地方也還沒有完全的消除。也許因為這樣，我們常常會聽見關於古代的某某偉人，某某大師其實也是癲癇症患者的傳說，作為一種「正面示範」，來為患者打氣。

曾經被盛傳為癲癇症患者的歷史名人非常多，包括凱撒、亞歷山大、拿破崙、達文西、牛頓、梵谷、貝多芬、柴可夫司基、杜斯妥耶夫斯基等等。就事論事的話，這些傳說都不可靠，理由很單純：在他們的時代，醫學還沒有進展到可以確切診斷癲癇症的程度，僅憑史料或傳聞中的一鱗半爪、隻字片語所做出來的疾病診斷，必須要打上大大的問號。

癲癇症是腦部的異常放電，因此每一次的發作都會傷害到一部分的腦細胞，進一步影響到患者的腦功能，必須要積極的控制。撇開歷史的傳聞不論，當代有許多知名的成功人士，包括政治家，文學家，藝術家，運動員，偶像明星等等，確實是無可置疑的癲癇病患。這證明擁有現代醫學照顧的癲癇患者，在正確的診斷，適當的治療，良好的控制之下，完全可以過上正常活躍的高品質生活。

詩聖之風　詩魔之風

吹倒了兩位唐朝大詩人的邪風，到底是什麼風？

中國詩在唐朝達到了最高峰，唐詩在杜甫手裡達到了最高峰。杜甫年輕時不是沒有得意過，但後半輩子真苦，而且越來越苦。一般人苦就苦了，詩人苦則苦出了境界。杜甫把國家的悲與自己的苦熔為一爐，「筆落驚風雨，詩成泣鬼神」，為詩歌這一事業立下任何人難以企及的高標。「詩聖」稱號，除了杜甫之外並沒有第二人配得。杜甫的歷史定位，依我看來不必分時代，甚至不用提國籍，直接稱他「最偉大的詩人」就可以。

杜甫後半生所承受的苦，除了「國家不幸詩家幸」的離亂之苦，「詩窮而後工」的貧窮之苦外，還有不少是身體上的苦。杜詩中提到詩人自己病體的詩篇非常的多，超過一百首。詩聖手筆，就連寫病也寫得氣勢雄渾抑或別饒風致，比方〈登高〉中的「萬里悲秋常作客，百年多病獨登台」，〈旅夜書懷〉中的「名豈文章著，官應老病休」，都十分的動人。

杜甫活到五十九歲，死前一年的作品〈清明二首〉當中有兩句：「此身飄泊苦西東，右臂偏枯半耳聾」，比較明確的描述了他當時的病狀。「偏枯」二字，照中國古代醫書中的使用習慣，多半都是指半身不遂。比方《黃帝內經》的〈靈樞．刺節真邪〉說：「虛邪偏容於身半，其入深，內居榮衛，榮衛稍衰，則真氣去，邪氣獨留，發為偏枯」。〈靈樞．熱病〉說：「偏枯，身偏不用而痛，言不變，志不亂，病在分腠之間」，顯然在說偏枯是半邊身體沒法用的意思。而〈素問．大奇論〉說：「偏枯不瘖能

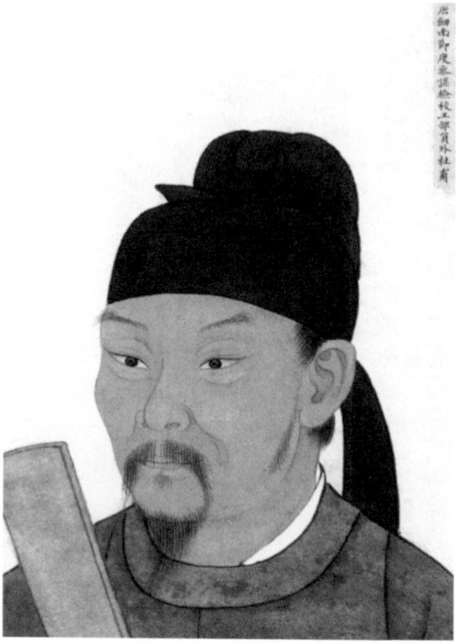

風疾患者杜甫。

言，舌轉靈活者易治，瘖不能言者難治」，更分明在講半身不遂的人要是還能講話，預後就還不錯，要是連話都講不出來，則前景堪虞。

換句話說，杜甫在過世的前一年，已經是半身不遂的狀態，而半身不遂最可能的病因，就是腦中風的後遺症。

唐朝的另一位大詩人白居易，人生的軌跡可以當作杜甫的對比，比起大多數詩人要順遂得多。白居易在杜甫死後的兩年才出生，雖然同為貧寒出身，但白居易所生活的大唐，安史之亂早已結束，國家相對的安定，並且他的考運官運都跟杜甫不在一個次元，前半生的仕途雖然起起落落，但都在做官，經濟條件也相當不錯，進入晚年官職還越做越高。白居易就連「詩運」也要好得多，他的詩作產量超大，在世時就詩名滿天下，新作一出就街頭巷尾傳誦不絕，粉絲眾多，差不多就是個超級偶像明星的格局。

白居易的外號很有趣，叫「詩魔」。這「魔」倒不是「魔鬼」的魔，用現代流行語來說的話，應該是「魔性」的魔。這個稱號，其實最早出現在白居易自己的詩文中。〈醉吟二首〉中說：「酒狂又引詩魔發，日午悲吟到日西」，〈閒吟〉中說：「唯有詩魔降未得，每逢風月一閒吟」，〈與元九書〉中說：「知我者以為詩仙，不知我者以為詩魔」。所以這「詩魔」有雙重的含義：第一是讓他上癮，作詩欲罷不能的魔，第二是跳脫傳統高階知識分子「詩言志」的矜持身段，改用老嫗能解的俗語俗話來暢談生活大小事的離經叛道的魔。

同在唐朝，年紀比白居易小些的段成式寫的《酉陽雜俎》中記載了一件趣事，很能說明白居易詩的魔性對當時人的魅力：「荊州街子葛清，勇不膚撓，自頸以下遍刺白居易舍人詩。成式常與荊客陳至呼觀之，令其自解，背上亦能暗記。反手指其箚處，至『不是此花偏愛菊』，則有一人持杯臨菊叢，又『黃夾纈林寒有葉』，則指一樹，樹上掛纈，纈窠鎖勝絕細。凡刻三十餘處，首體無完膚，陳至贊為『白舍人行詩圖』也。」

這位名叫葛清的小民，是白居易的鐵粉，他把自己全身的皮膚都刺滿了白居易的詩句，居然還加上配圖，刺青多到了「體無完膚」的地步，並且很樂於脫光了任人觀賞，自己擔任導覽，所以時人給他取了個外號，叫「行走的白居易詩圖集」。

白居易的魔性，在他的個人生活上也表現得很明顯。他好酒風流，與眾多歌妓交往密切，自己家中也有不少家用歌妓，他的許多詩作當中對此都有提及。因此整體說來，白居易生活的滋潤快意程度，在古往今來的所有詩人當中名列前茅。另外他也是詩人當中相當長壽的，活到了七十五歲，只不過到了晚年，他的快意人生急轉直下，原因也是生了病。

白居易的病發生在唐文宗開成四年（西元八三九年），當時六十八歲。《舊唐書・白居易傳》記載：「四年冬，得風病，伏枕者累月，乃放諸妓女樊、蠻等，仍自為墓誌，病中吟詠不輟。」這場病讓他在床上躺了幾個月，心理打擊相當的大，寫了〈病中詩十五首〉，詩中雖然用了不少的佛道語來強自寬慰，但可以看出白居易非常的沮喪。他替自己寫了墓誌銘，陸續交代了後事，把家中一些多餘物資賣的賣送的送。最無奈的，是還必須把身邊心愛的兩名家妓「樊素」與「小蠻」遣離，當時的心情是痛到不行的。

說到樊素和小蠻，白居易真是非常喜歡的，曾經在詩中說「櫻桃樊素口，楊柳小蠻腰」，可見這兩人在白居易老先生的眼中是多麼的漂亮迷人，而放走了又該是多麼的不捨。〈病中詩十五首・別柳枝〉中說：「兩枝楊柳小樓中，裊裊多年伴醉翁。明日放歸歸去後，世間應不要春風」，心痛的感覺躍然紙上。可見白居易當時必然病情嚴重，自覺來日無多，為了所愛之人的人生幸福，才會做出那麼無奈的決定吧。

那麼白居易到底得了什麼重病，鬱悶一至於此呢？他自己在詩作中倒是寫得清楚。〈病中詩十五首〉的序中說：「開成己未歲，余蒲柳之年六十有八。冬十月甲寅旦，始得風痺之疾，體矜目眩，左足不支」，〈枕上作〉中說：「風疾侵凌臨老頭，血凝筋滯不調柔」，〈初病風〉中說：「朽株難免蠹，空穴易來風。肘痹宜生柳，頭旋劇轉蓬」。看來在白居易以及《舊唐書》作者的心目中，這場橫禍也是「風」惹的禍。這「風疾」讓白居易頭暈目眩，左腳無力，手臂也麻痺，以至於沒法起床達數個月之久。

古代醫學的一大問題，是名稱與病症的不一致。比方說「風疾」，什麼叫「風疾」？古人主觀認定某些疾病症狀的發生，是由於「邪氣」，「癘風」侵入人體所造成的，就把那許多臨床表現都泛稱為「風疾」。所以同一個「風疾」的稱呼之下，可能就包含了幾百種互相風馬牛不相及的疾病或症狀，而對那幾百種疾病或症狀真正的病因與病理，古人並沒有能力去區分。好在白居易的大筆如椽，把自己的病狀描述得相對清楚，讓我們知道他有頭暈目眩，一邊的肢體無力，臥床不起，所以能夠推斷他的那個「風疾」最大的可能，就是跟詩聖杜甫一樣

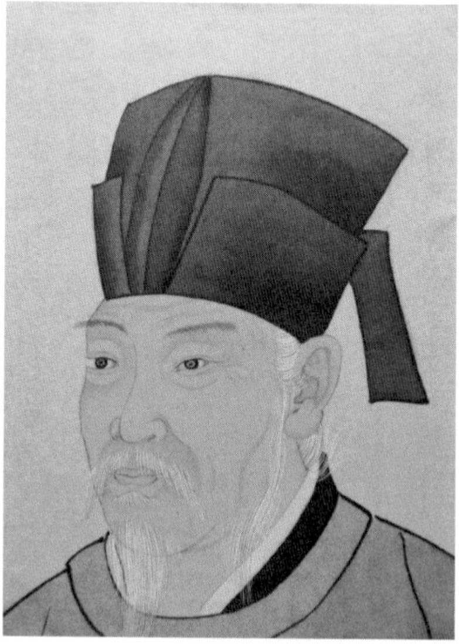

風疾患者白居易。

的「腦中風」。現代醫學所說的「腦中風」，正式名稱叫「腦血管疾病」，它的中文俗稱之所以叫「腦中風」，就是因襲古書當中的「中風」診斷而來，不過千萬不要以為古人所說的「中風」，就一定是今人所說的「腦中風」，這麼想就誤會大了。

與杜甫跟白居易同時代的古代西方人，對於腦中風這件事又是怎麼看的呢？從他們對這個疾病的命名就可以看出一些端倪。腦中風的英文名稱是「stroke」，源自古英文與古德文，沿用至今，另一個英文名稱是「apoplexy」，當今已經比較少用，源自拉丁文與希臘文，歷史都極為久遠。Stroke與apoplexy，在字義上都是「突然的打擊」，「打倒」的意思。歐洲從中世紀開始，人們就把忽然之間倒地不起的病症稱作「上帝之手的打擊」（stroke of God's hand），簡稱為stroke。因此當時用stroke這個字來指稱的疾病並不是只有腦中風，其他像癲癇發作，心臟病發，昏厥等等，都會被古西方人放在stroke這個大傘之下。藉此來比較一下中西方的思維，相當的有意思：面對同樣一些神祕而嚴重的突發疾病時，篤信上帝的西方古人，會把它歸因於「上帝之手」，無特定信仰但相信「天人感應」的中國古人，則會把它歸咎於「風」。

這樣看來，中國與西方古代的醫學系統，都把腦中風歸咎於某種外在的原因，比方「風」的環境因素侵入人體，或是某種神祕的超自然力量驟然降臨。這是在對疾病的本質一無所知的時代，古人習以為常的思考模式。這樣一來，就把腦中風這個嚴重的毛病抓錯了重點，當然也就不可能發展出有效的防治方法。

西方一直到了十七世紀，才開始慢慢了解腦中風這個毛病。瑞士的病理學家兼藥理學家約翰．維普佛（Johann Jakob Wepfer，西元一六二〇—一六九五年）首度提出，腦中風其實是腦裡面有出血或是血管有堵塞所造成的，並且也提出了病理檢查的發現來佐證。從那之後，腦中風才真正擺脫了迷霧，開始被用科學的眼光來正確地理解。大量腦中風病患的遺體解剖，以及臨床病例的經驗，讓科學家與醫師們確知，所謂的腦中風，不外就是發生在腦部的血管疾病。血管要是破了，就產生出血性腦中風，血管要是堵了，就產生梗塞性腦中風。那麼，到底是哪些原因導致血管的破裂或堵塞呢？從二十世紀中葉開始至今，無數對腦中風的「危險因素」的調查研究，也讓我們知道了可怕的腦中風是因哪些身體因素所造成的。累積了幾百年的知識經驗之後，現今我們對腦中風的整套成因、病理、診斷，治療與預防都已經有著非常確切的掌握。除了一些比較罕見的疾病所引起，以及不可逆的人體老化因素之外，絕大多數的腦中風，歸根究柢都可以歸咎於「血管沒有顧好」，因此是完全可以預防，可以治療的。

最常見長期傷害腦血管，因而會導致腦中風的身體因素包括高血壓、糖尿病、高血脂、抽菸、心房顫動及其他心臟病等等。早期探知這些腦中風的「危險因素」並及早矯治，可以大幅降低腦中風的可能性。比方說，白居易六十八歲時中風，雖然我們從史料詩文當中看不出其他危險因素的佐證，但年紀比較大確實是個不利的因素，但杜甫五十八歲時身體就已經有腦中風的後遺症了，以今天的標準來看，發病的年齡相對年輕了些。所以為什麼呢？我們從他的作品中可以尋得一些端倪。杜甫的〈秋日夔府詠懷奉寄鄭監李賓客一百韻〉中說：「絕塞烏蠻北，孤城白帝邊。飄零仍百里，消渴已三年」，〈同元使君舂陵行〉中

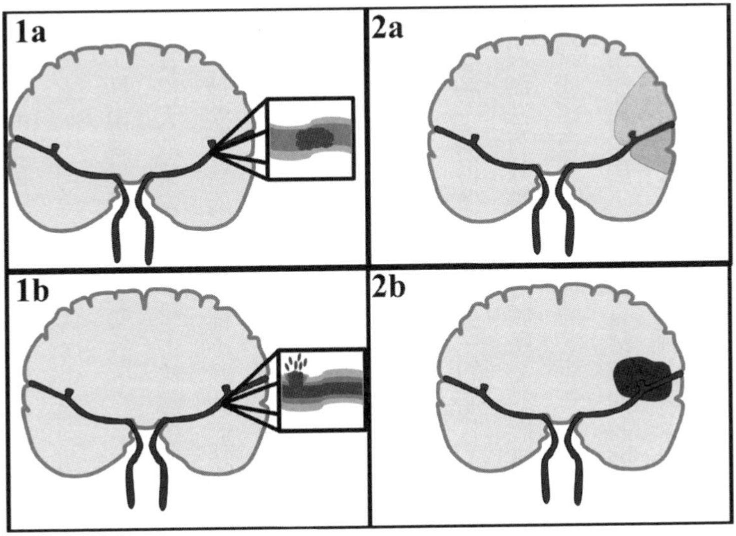

梗塞型（上）與出血型（下）腦中風。

說：「我多長卿病，日夕思朝廷。肺枯渴太甚，漂泊公孫城」。「長卿病」就是「消渴症」，長卿是漢代文學家司馬相如，司馬遷的《史記．司馬相如列傳》中提到司馬相如有消渴症，所以後世就用長卿病來代言消渴症，杜甫就是用了這個典故。

那麼，「消渴症」到底是個什麼病呢？其實沒人敢確定。這又是古代醫學的毛病之一，我們今天都知道，疾病與症狀是兩回事，一種疾病可能有很多種不同的症狀表現，而很多種不同的疾病卻也可能表現出類似的一種症狀，古人可不管這麼多，把同樣的症狀都視為同樣的疾病。所謂的消渴症，是指病人常口渴心煩，吃得多喝得多，但反而消瘦。光憑這些，我們真的不敢確定它一定就是個什麼病，但這些症狀的組合，正好跟糖尿病的症狀暗合。因為血中的糖濃度升高，造成滲透壓太高，腎臟努力想要將它排出，就產生大量的尿液，造成身體脫水，覺得渴，所謂「喝得多，尿得多」的症狀。雖然血中糖量很多，卻因為缺乏胰島素的幫助，糖分沒辦法有效轉化成身體所需的能量，造成「吃得多卻消瘦」的症狀。這些症狀的組合，就成了古人眼中的「消渴症」。

合理的推測，杜甫可能是有糖尿病的。杜甫沒錢看病，但就算有當時的名醫肯不收錢替詩聖義診，也幫不了他。因為古代醫生認為消渴症是「陰陽失調，陰虛內熱」的「虛火」問題，治療必須「清熱育陰，調和陰陽」，但其實並不知道自己在說些什麼。

我們今天已經很清楚的知道，糖尿病就是胰島素不足導致的醣類代謝失靈。其結果是身體各處的血管都逐漸損傷狹窄，最終造成堵塞，讓各個器官壞掉，可以視為一種全身性的血管病。未經控制的糖尿病侵害腦血管，正是導致腦中風的最重要危險因素之一，若說杜甫有多年的糖尿病纏身，因而在中年時罹患腦中風，是完全說得通的。

除了腦中風之外，杜甫在一首〈返照〉中說：「衰年肺病唯高枕，絕塞愁時早閉門。」寫作此詩時，杜甫正漂泊於江湖之間，沒幾年後就過世了（〈返照〉這詩題感覺不太吉利）。「衰年肺病唯高枕」是什麼意思？是說他的肺有問題，連睡覺都不能躺平，必須把上半身墊高高才能睡。以今日醫學的眼光來看，這是名為「端坐呼吸」（orthopnea）的症狀，代表著心臟衰竭。因為躺平時大量血液回流心臟，已經很衰弱的心臟受不了，所以病人會喘不過氣，只好半坐起來好減輕心臟的負擔。杜甫的心臟衰竭，大約也跟長年糖尿病導致的心血管疾病脫不了干係。杜甫不是醫生，自然不懂這個，所以理所當然地把任何會喘的症狀都當成「肺病」。但就算是當時名醫，恐怕也一樣只會診斷杜甫「肺氣虛」，開些「補益」的方子了事。

古代的「上帝之手」與「風」都虛無飄渺，無法防治。但如果杜甫跟白居易活在今日，現代醫學幫得上他們的忙嗎？那是當然。杜甫如果早早抽血做個健康檢查，發現有糖尿病，並及時加以飲食跟藥物控制的話，很可能就不會那麼早罹患腦中風與心血管疾病，多活好些年吧。白居易也是一樣，若是及早檢查出有高血壓，糖尿病，高膽固醇，心臟病之類的危險因素並加以矯正，就會大大降低晚年中風的危險。中風發生的當兒，若是快快的送到醫院，進行靜脈注射溶血栓藥物或動脈內取栓的話，極有可能限縮腦部的細胞死亡範圍，減少日後的後遺症。急性期過後，適當的復健治療也能夠加速身體功能的恢復，改善生活機能與生活品質。最後，長期好好的控制危險因素，並終生服用抗血小板或抗凝血藥物，也能有效避免日後再度中風的風險。

對古代人來說，許多疾病都可以左右人的禍福生死，卻對它們一無所知。就是這個一無

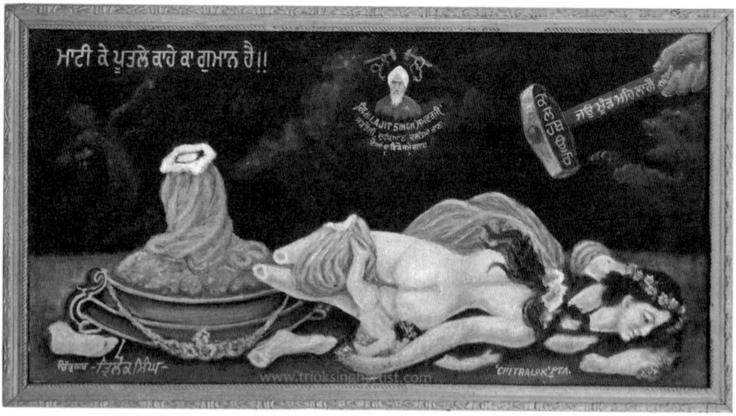

上帝之手的打擊。

所知的神祕，給人心帶來極大的恐懼，所以無論如何，人都想要為它們創造出某種解釋，以降低自己的恐懼之心。「風」也好，「上帝之手」也罷，都是這樣的產物。任何知識的沉澱，都需要時間的累積，現代人比起杜甫與白居易要幸福得多，擁有科學與現代醫學的照顧，所以能夠享受更佳的健康與更長的壽命。不過當然，健康並不能幫助人寫出好詩，所以舉目皆是比杜甫與白居易更健康的人，卻怎麼也見不到能望杜甫或白居易項背的詩人。

要命的痙攣

李後主死得好痛，歐洲戰場的傷兵也好痛，為什麼那麼痛？

「春花秋月何時了？往事知多少。小樓昨夜又東風，故國不堪回首月明中。雕欄玉砌應猶在，只是朱顏改。問君能有幾多愁，恰似一江春水向東流。」這一闋〈虞美人〉情真意切，流傳千古，作者是才氣過人，深情婉約的詞人君主南唐後主李煜（西元九三七—九七八年），寫作時間約在西元九七六年。前一年南唐已然亡國，李煜被俘，軟禁在汴京，受到宋太宗趙光義的百般羞辱，傷心悲憤，於西元九七八年死去，時年四十二。

看李煜的詞，讀李煜的遭遇，難免覺得他很可憐。但李煜是亡國之君，歷史上也許有無辜的亡國之民，卻絕對沒有無辜的亡國之君。李後主在詞上的造詣前無古人，但顯然是位投錯胎的不稱職君王。在中國歷史上，文學與藝術素養特別高的皇帝，通常就特別無心國事也無能治國，最後以亡國收場。所造成的生靈塗炭，他自己受再多的罪，再死個一百次也補不回來。

那麼，李煜到底是怎麼死的呢？正史並無明確記載，然而根據許多的筆記野史，他死得真的很慘，是被趙光義用「牽機藥」毒死的。這「牽機藥」不同一般，是由一種叫作「馬錢子」（Strychnos nux-vomica，又稱番木鱉）的植物所提煉，古籍上說人服用後會「頭足相就，如牽機狀也」，意思是全身劇烈痙攣，讓頭跟腳互相靠到一塊兒，想必痛不堪言。下毒者心裡一定對被毒者深惡痛絕，才會選用這麼殘忍的毒藥。

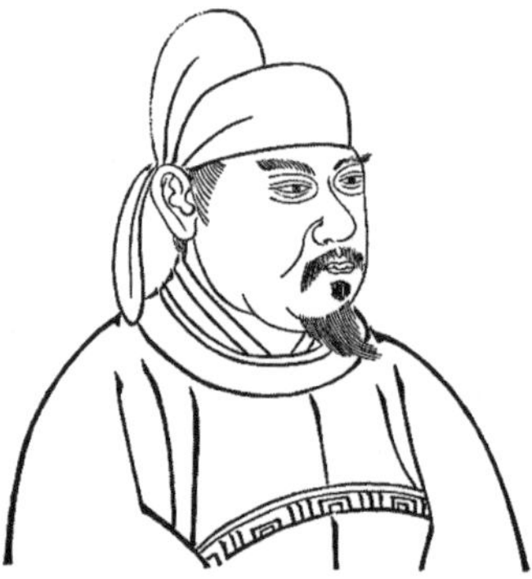

慘死的亡國之君李煜。

李煜慘死後八百年，在地球另一端的蘇格蘭，出現一位醫學怪才，名為查爾斯·貝爾（Charles Bell，西元一七七四—一八四二年）。貝爾聰明早慧，早在愛丁堡大學當學生時，就已經在教人解剖學，還發表了許多相關著作。他的哥哥約翰也是位傑出的外科醫師，兄弟兩人雙劍合璧，不留餘地，把當地外科醫界的其他醫師修理得灰頭土臉。結果樹大招風，兩兄弟在西元一八〇四年一起被蘇格蘭醫界及學界逐出，查爾斯只好移居到英國倫敦，開設私人外科診所及解剖學校。在倫敦查爾斯依舊才氣縱橫，風頭甚健，擔任過外科學、解剖學，以及生理學的教授，甚至因為功績彪炳，在西元一八三三年被封爵，所以稱呼他的名字要加上「爵爺」（Sir）的頭銜。他在西元一八三六年衣錦榮歸故里，回到當初驅逐他的蘇格蘭醫界，擔任愛丁堡大學的外科學教授，六年後去世。

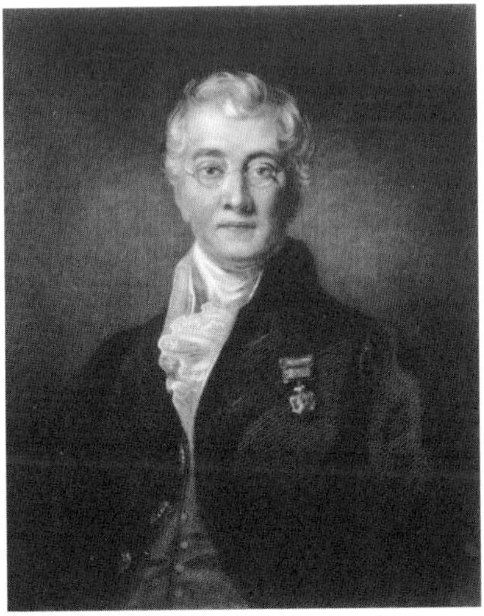

爵爺查爾斯・貝爾醫師。

貝爾醫師的才華多到漫出來，除了專業之外，他還是一位頗有成就的畫家。他為自己的解剖學著作配圖，留下了非常多精美又準確，風行至今的人體解剖圖。此外，他還把自己行醫過程中遇到的一些比較特別的病人或病狀，也維妙維肖的畫了出來。西元一八〇九年發生了科魯尼亞戰役（Battle of Corunna），英國與法國在西班牙交戰，產生了大量的英軍傷患，造成嚴重的軍醫人力不足。熱心的貝爾醫師以平民醫師的身分志願前往，為戰爭傷患開刀，在過程中同時發揮他的畫技，留下不少描繪傷患病狀的優秀畫作。其中有一幅「槍傷後的破傷風」，將一位因為子彈傷口而造成破傷風的患者發病的模樣畫得很清楚。這位痛苦的士兵全身肌肉強烈的痙攣，頭頸跟上背部的肌肉強力收縮，無法放鬆，將整個上半身往後拉，雙腿肌肉同樣的全部劇烈收縮，將足部向下壓，因而腰部無法放平，高高的向上拱起，頭跟腳在地面互相靠近，整個人被拉成一張弓，這叫作「角弓反張」。這張畫終於讓我們看懂了，當初發生在李煜身上的「頭足相就，如牽機狀」到底是個什麼模樣。

牽機藥中毒與破傷風的病狀十分神似，而且都

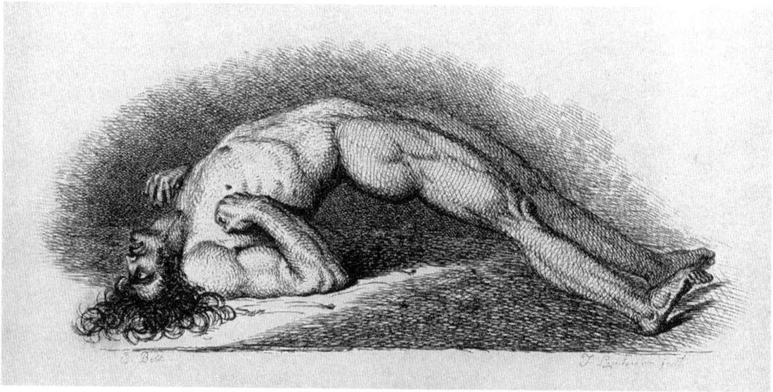

貝爾筆下的槍傷後破傷風。

來勢洶洶，若是不知道患者之前的經歷，醫師很可能會如墜五里霧中，慌了手腳。但就算知道患者的病史，要做出正確的診斷也需要一點功力。那麼，我們不妨來個時空穿越，找一位李後主時代的中國名醫跟貝爾醫師ＰＫ一下。如果讓貝爾醫師看到李後主的痙攣情狀，並且讓他知道那是中毒的話，貝爾醫師能診斷出那是什麼毒嗎？反過來，若是讓李後主時代的中國名醫看到那位槍傷的英國戰士，並且讓他知道這患者受過外傷的話，他能知道那是什麼病嗎？

我們先來看看擂台的東邊角落，李後主時代的中國名醫：

「破傷風」這三字的中文診斷並非文明新詞，而是從古代借來的。首次出現的時間是一千多年前的宋代，出現的地方是《太平聖惠方》。這部包羅萬象的大部頭醫書，巧得很，正是由那位殘忍殺害了李煜的宋太宗趙光義所下令，詔命翰林醫官王懷隱等諸多太醫所收羅編成的。趙光義還親自為這書寫了序，光看那序的話，宋太宗顯得仁民愛物，一點也看不出有那麼狠。《太平聖惠方》中提到過破傷風很多次，舉幾段例子：

「夫刀箭所傷，針瘡灸烙，折筋骨，癰腫瘡痍，或新有損傷，或久患瘡口未合，不能畏慎……治破傷風，口眼偏斜，四肢拘急，腰背強硬，宜服槐膠散方……治破傷風，牙關急硬，腰背強直，四肢拘急，宜服天麻散方……治破傷風及諸風，角弓反張，牙關急硬，言語不得，宜服牛黃丸方。」裡面把破傷風的「角弓反張」，「腰背強硬」，「牙關急硬」等症狀說得很精確，並且也知道它的成因是身上有外傷瘡口沒顧好之故。

《太平聖惠方》的成書時間是西元九七八－九九二年，正好是在李後主死亡的那年開始寫作。但它並非憑空創造，而是收集之前許多醫家的學說經驗而成。所以李後主在世時，甚至更早之前的中國醫家們，必然就已經對破傷風相當的熟悉，只是之前不叫這個名字而已。書中有關破傷風成因的第一句就是「刀箭所傷」，可見戰傷造成的破傷風在當時是家常便飯。因此當時的醫生若是看到貝爾醫師的那位槍傷戰士，大概一秒鐘就能憑反射正確地診斷出來。

不過呢，正確診斷歸診斷，他們對破傷風的病理有著極大的誤會。《太平聖惠方》把破傷風跟腦中風，痛風等「風疾」並列，等量齊觀。在他們的觀念中，這些病都一樣是「邪風」入侵的結果，入侵的管道不同而已。「破傷風」者，從破開的傷口入侵的風也。因此，治療的方法不外就是些驅趕邪風的草藥或針灸，會有效才怪。

我們再來看看擂台的西邊角落，貝爾醫師爵爺：

馬錢子（番木鱉）原產於亞洲，尤其盛產於印度。種子內含有番木鱉鹼（strychnine），有劇毒，而且味道很苦。基本上，這苦味與毒性就是植物用來向動物說「不要吃我！」的自衛方式。可偏偏就因為這樣，引起了人類對它的興趣。可能因為觀察到動物誤食到馬錢子之後痙攣而死，中西古人就都懂得從當中提煉出番木鱉鹼，用來當毒老鼠藥，而且還都進入了醫學領域，拿來替人治病。古代中醫用它來「通絡散結、消腫止痛」，而古代西醫用它來「興奮提神，增進精力」。不知這算不算「殺不死你的，可以使你更堅強」格言的臨床應用。

當然，除了上述的正當用途之外，歷史上所有的有毒植物，都曾被人拿來做殺人之用。用番木鱉鹼來自殺太笨，因為實在死得太痛苦。用它來謀殺別人則有利有弊：好處是效果很快，立竿見影，並且死狀跟破傷風一模一樣，在破傷風很普遍的古代，很容易可以推給破傷風的「自然死因」。壞處則是番木鱉鹼實在太苦，除非是強灌給受害人，或是摻在原本就很苦的飲食或藥物當中，否則很難讓人不知不覺的服下，比起「毒之王者」砒霜段數差太多。

番木鱉鹼早在十七世紀前葉就傳到了歐洲，廣泛地用於滅鼠以及毒殺其他一些動物。當然，人類誤服致死的情況一定少不了，所以當時的醫師對中毒症狀不會陌生。至於用它來謀殺的案例也時有所聞，到了十九世紀達到最高峰。其中特別惡名昭彰的一個兇手是貝爾醫師的蘇格蘭同鄉，並且也是醫師，名叫湯瑪斯．尼爾．克寧（Thomas

Neill Cream，西元一八五〇－一八九二年）。此人是個興趣使然的跨國連續殺人犯，用番木鱉鹼在加拿大，美國，以及英國共毒死了十個人。另一個是克里斯蒂娜．埃德蒙茲（Christiana Edmunds，西元一八二八－一九〇七年）小姐，外號「巧克力奶油殺手」。她在自家附近一家糕餅店所使用的巧克力奶油當中，偷偷摻進了番木鱉鹼，造成許多顧客中毒。當時一定有不少其他殺人犯也是番木鱉鹼的愛用者，所以亞瑟．柯南．道爾（Arthur Conan Doyle，西元一八五九－一九三〇年）才會在他創作的一篇福爾摩斯探案當中，提到番木鱉鹼是一位受害者最可能的死因。

貝爾醫師的時代，比克寧醫師與埃德蒙茲小姐早了一點點，無緣親見他們「謀殺事業」的高峰。但身為一位經驗豐富的醫學天才，他不可能不熟悉已經在歐洲盛行了兩個世紀的番木鱉鹼，以及它與其他常見毒藥的症狀區別。所以他若是看到了躺在地上「頭足相就」，痛苦不堪的李後主，又知道他並沒有受傷，而是剛剛被皇帝灌了藥的話，應該也能「秒診斷」出就是番木鱉鹼中毒。不過同樣的，正確診斷歸診斷，番木鱉鹼的化學構造以及生理作用，要到貝爾醫師過世後的一個多世紀才被科學家闡明，因此他對番木鱉鹼何以會造成如此劇烈的身體表現也是一無所知。

這麼看來，古代中國名醫與貝爾醫師的這場擂台賽，雙方平分秋色，不分勝負。因

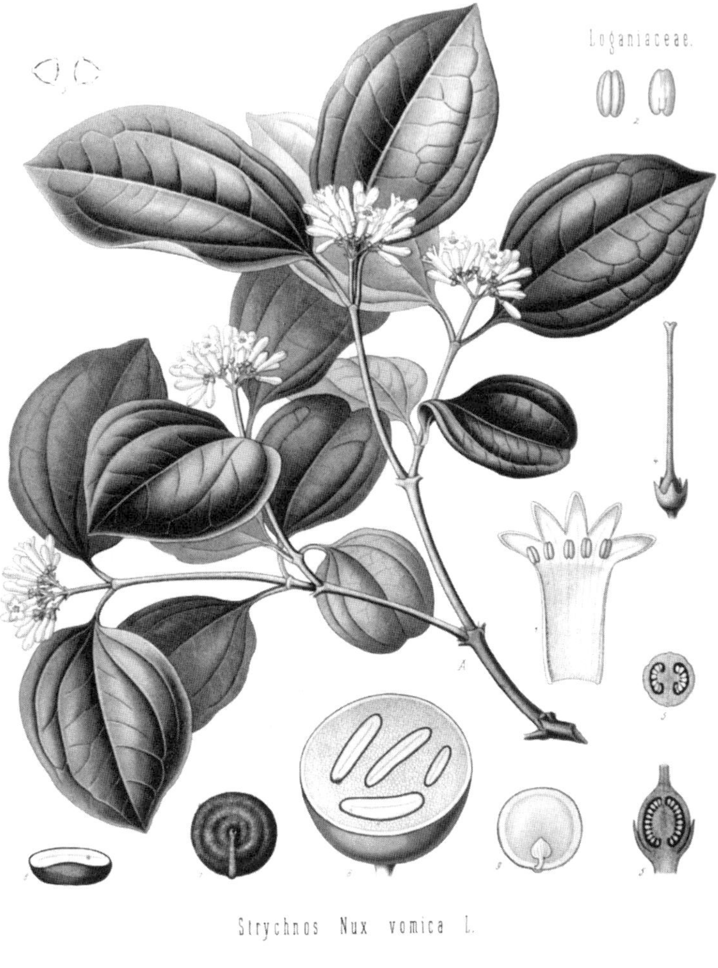
Loganiaceae.
Strychnos Nux vomica L.

馬錢子（番木鱉）。

為他們都能為對方的（以及自己的）病患做出正確的診斷，但卻不知道他們所患的病（或所中的毒）的本質到底是什麼，為什麼會造成那些痛苦奇特的症狀，當然也就談不上正確的治療。這兩位在時間與空間上都天差地遠的醫師，為什麼會表現得如此相近？就是因為在他們的時代，醫師對疾病的了解主要都還是出於經驗與想像，可以指出「是什麼」，但無從知道「為什麼」。

雖然破傷風伴隨人類非常的久，中外歷史至少在兩千多年前就開始記載它，算是很常見的疾病。然而它的祕密，卻一直到了貝爾醫師逝世之後的好幾十年才開始揭曉。

西元一八八四年時，兩位義大利科學家安東尼奧．卡爾（Antonio Carle，西元一八五四—一九二七年）與喬治歐．拉通尼（Giorgio Rattone，西元一八五七—一九二九年）把一位死於破傷風的患者的膿液接種到兔子，造成了兔子的破傷風。同一年內，有其他科學家發現把土壤注射到動物體內也引起動物的破傷風。因此最合理的解釋，就是存在土壤中的某種微生物造成了動物以及人的破傷風。果然沒多久後的西元一八八九年，日本細菌學家北里柴三郎（西元一八五三—一九三一年）就成功的培養出破傷風的元兇——破傷風梭菌（*Clostridium tetani*），並提出用抗體來中和破傷風毒素的方法。到了西元一八九七年，法國的微生物學家埃德蒙．諾卡爾（Edmond Nocard，西元一八五〇—一九〇三年）發展了抗毒血清的破傷風治療，這抗毒血清療法經過許多科學家的繼續研究改良，在其後的第一次世界大戰中發揮了很大的作用。西元一九二〇年代以後，科學家進一步研發出預防破傷風的疫苗。此後破傷風這個可怕的致死疾病，對人類的危害就大為降低了。

破傷風梭菌是一種「厭氧菌」，也就是說氧氣豐富的環境不利於牠的生存。牠平常生活在土壤裡面，以及一些動物的糞便中，要是跑到有氧的環境，牠就只能以不活動的「孢子」態休息。換句話說，牠原本就跟人類井水不犯河水，沒有要為難我們的意思。破傷風菌要進入人體，就只能以孢子態透過傷口，而且是不乾淨的傷口進去。進去之後也不是就保證能生存，還必須這個傷有點深，最好因照顧不周產生了組織壞死，營造出一個無氧環境，此時破傷風菌才有辦法從孢子「破繭而出」，生存繁殖。據說在古代的戰爭中，士兵會故意在自己的兵刃跟箭鏃之上抹髒土糞水，好讓只受輕傷的敵人染上破傷風而死，說起來，人心要比破傷風菌可怕得多。

那麼，破傷風為什麼會造成全身肌肉強烈痙攣，角弓反張，「頭足相就」的可怕症狀呢？而這症狀，又為何與番木鱉鹼中毒如此的神似呢？這就跟人體的神經生理有關。

全身的骨骼肌都受到脊髓神經的控制，但這控制包含了兩個相反的方向：一是刺

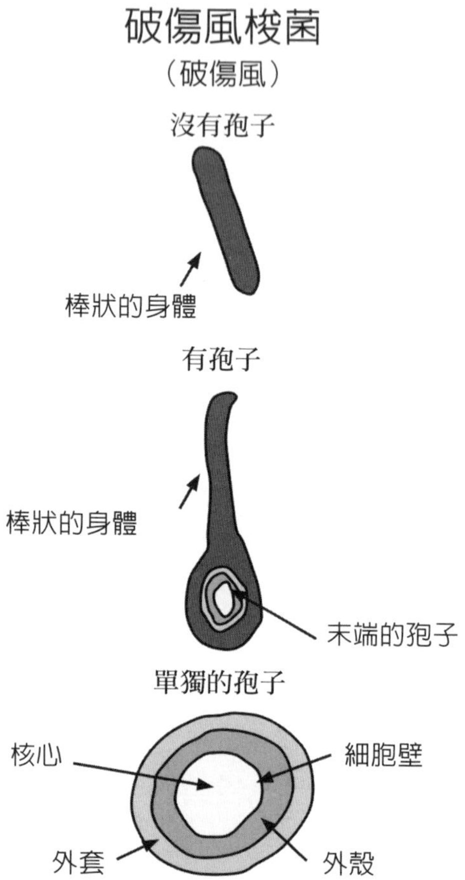

可形成孢子態的破傷風梭菌。

激，二是抑制，分別由不同的神經元所負責。刺激性神經元（excitatory neurons）讓肌肉收縮，而抑制性神經元（inhibitory neurons）讓肌肉放鬆。這很容易理解，肌肉要能正確的作用，必定要「想收縮就收縮，想放鬆就放鬆」。所謂的陰陽調和，虛實相應，鬆緊交替，就是靠這兩種神經元的完美配合。

破傷風梭菌進入人體繁殖生長，就會分泌出稱為破傷風毒素（tetanus toxin）的物質。它會從神經元的末梢進入，逆向傳到細胞本體，阻卻兩種神經傳導物質：甘胺酸（glycine）與 γ-胺基丁酸（gamma-aminobutyric acid，GABA）的作用。妙的是，它們都是屬於抑制性神經元的傳導物質。換句話說，破傷風毒素只選擇性的破壞抑制性神經元的功能，而不影響刺激性神經元，這就打破了平衡，造成肌肉「只能收縮而不能放鬆」，越演越烈，就成了我們看見的全身肌肉劇烈痙攣的模樣。嚴重的時候，會因為呼吸肌持續緊縮而窒息致死。那麼，全身的肌肉都同樣劇烈收縮，為什麼病人會呈現向後仰的角弓反張，而不是像蝦子一樣的往前捲曲呢？那是因為人體背側的伸肌群力量，天生就要比腹側的屈肌群要強壯有力，所以一起出力，互相拔河的結果，就會讓軀幹後彎，最厲害時甚至可以把患者的脊椎拉斷。那番木鱉鹼呢？一樣。番木鱉鹼同樣選擇性的阻卻甘胺酸的作用，破壞抑制性神經元的功能，所以導致跟破傷風一模一樣的症狀。

天曉得為什麼，風馬牛不相及的馬錢子與破傷風梭菌，會不約而同製造出對動物具有同樣生理作用的毒素，這算是大自然的神祕事件之一。

古人有許多不幸，單純只因為他們生活在古代，沒有機會遇到科學。比方被貝爾爵爺傳神的畫下來的那位可憐士兵，如果生在今日會如何呢？首先，破傷風疫苗的施打很普遍，軍人如果要上戰場，很可能會追加一劑來加強免疫力，在戰場上受傷的話應該又會追加一劑。此外，醫官或醫務兵必然知道要把傷處好好的消毒清創，除去壞死組織，避免產生利於破傷風菌生存的無氧環境。這樣一來，人體的抵抗力增強，細菌的繁殖機會變低，因外傷導致破傷風的機會就大大的減少。就算真的染上破傷風，還有抗破傷風免疫球蛋白可以施打，它能大大的消滅破傷風毒素的活性，因而減低肌肉痙攣的嚴重度。就算最壞的狀況發生，患者發生強烈的肌肉痙攣甚至無法呼吸，因為我們已經知道了破傷風毒素造成肌肉收縮的機轉，就有了反其道而行的肌肉鬆弛藥物可以使用，來抵銷毒素的生理作用，此外還有呼吸器幫忙，足以撐過致命的危險期。同樣的道理，最後這兩項也適用於番木鱉鹼中毒的治療。

對任何生物來說，生存都是一場冒險，因為活在世上一定會與其他生物產生互動，而這互動未必愉快。人類跟馬錢子與破傷風梭菌的遭遇，就是很好的例子。在這一方面，古代的人類跟其他的動物沒有多大不同，對自然界的眾多生物沒有客觀理解，遭遇其害就只能聽天由命。在科學出現之前，所謂的「人定勝天」不過是自我陶醉的幻想罷了，科學才是讓人類穩穩安居在生物界高點的最強大武器。

中西鬼附身

附在小女孩身上的好鬼，與附在老女孩身上的惡鬼，到底是什麼鬼？

古代中國的文體中有一種「筆記」，大抵就是作者隨筆記載，而非刻意為文的作品。內容包羅萬象，有些是讀書的片段心得，有些是旅遊的觀察感想，有些是聽來的傳奇故事等等。這些小文，比起古人那些正經八百的大文章來說，少了些「文以載道」的面具，多了些閒聊八卦的奇趣，往往可以在一些小事當中，窺見古人生活的真實風貌。有些筆記是轉述神神怪怪的小故事，一方面大家都喜歡聽，所以作者就寫，另一方面作者可能想藉著這些故事，來宣揚因果報應，懲惡揚善的價值觀，帶著「勸世」的意味。比方下面這兩則，都是近千年前宋代的作品，是作者聲稱從別人那兒聽來的「真實故事」。

宋．張師正《括異志》：（節錄，翻為白話）

有一位錢齋郎先生，帶著妻子在京做官。有一天，他老婆忽然穿起老公的衣帽，用男人的聲音說話，好像換了個人。錢先生找來一堆巫師作法都沒效，只好去向一位據說很有「道術」的官員同事孔監丞求救。孔監丞來到家中，錢夫人開口就罵：「你是誰？關你屁事！」孔先生也不生氣，問她：「你之前是誰啊？隨便跑人家家裡，附在人家身上，像話嗎？」錢夫人答：「我也曾是進士，讀過不少佛書道書，只不過冤枉早死，剛來到京師沒處住，暫時借這個人的身體待待。」孔先生說：「你是讀書明理之人，那就好說話了，你在生做官時，自己的房間肯讓別人隨便住嗎？」那鬼無話可說，孔先生趁勝追擊：「你既然說懂得佛道，自然明白宇宙那麼大，哪兒沒你容身之地呢？」話聲剛落，錢夫人就倒地不省人事，過了半天才醒過來，完全不記得之前發生的事。

這是個被一位知書達禮的「文明鬼」附身的故事。

宋・郭彖《睽車志》：（節錄，翻為白話）

有一位李通判，有個妙齡女兒，幫她物色了許多快婿人選都不滿意。有一天，李通判的老朋友陳寀推來串門聊天，說自己老婆死了幾年，還是好傷心，家中兩個待嫁女兒也好想媽媽，說到痛哭流涕。自此，這位李小姐就迷上這個又老又醜的陳阿伯，堅持要嫁給他，不讓她嫁就生氣絕食。起初李通判跟陳寀推都覺得這樣的老少配不妥，但最後實在拗不過李小姐，只好讓她嫁給了阿伯。婚後感情頗好，小夫人把跟自己年齡相近的兩個繼女視如己出，不到一年就催著老公把兩位女兒都擇婿嫁出去了。嫁完之後，陳夫人對陳先生說：「我的責任都盡到了，以後沒心事了，咱們喝酒慶祝一下。」夫婦倆喝得大醉。第二天陳夫人一醒來就驚惶大叫：「這裡是哪裡？」看著丈夫說：「你是什麼人？」完全不記得過去這一年的事。陳先生沒辦法，只好請了她父母來向她解釋，她對著爸媽大哭大叫：「做父母的不幫女兒選人嗎？這個人又老又醜，你們怎麼忍心？」堅持離婚回家，此後也一直記不起這一年來的人生。無辜又困惑的苦主陳先生事後「恍然大悟」：「啊！原來是我的亡妻掛念兩個女兒未嫁，特地回來附在這女孩身上，以了遺願啊！」

這是個被一位慈愛的「鬼媽媽」附身的故事。

「鬼附身」的事件，在中國各筆記小說中很常見，並且都言之鑿鑿，不外是某某人親眼看到，或某某人親耳聽到一位可信人士所說之類，表示神鬼妖異都是有憑有據的。通常作者還會一本正經的加上幾句敬天畏神，善惡有報，或人情世故的道德教訓。讀者可能也會很配合的「啊，原來如此！老天有眼啊！」一番，用現代眼光看起來頗可笑。但這些鬼故事真正有趣的地方，一是可以看到古人道德觀念與神鬼信仰的風貌，二是人物與事件的描繪活潑生動，以至於能夠看著下診斷。比方前面兩個故事中的女主角錢夫人與李小姐，怎麼看都是「解離性身分疾患」（dissociative identity disorder）的患者。

西方的「鬼附身」故事也不少，尤其在宗教影響力以及教會權勢達到最高峰的中世紀時期最多。其結局則通常相當慘烈，不像中國筆記中的大多附身故事那樣的無害甚至有趣。原因在於基督信仰中的所謂「附身」（possession），主體通常不是文明鬼或鬼媽媽那樣有人情味的死者，而是純然邪惡的惡魔（devil）。其中比較出名而戲劇化的一件，不是傳說故事而是史實，發生在十七世紀法國的盧丹市（Loudun），史稱「盧丹附身案」（The possessions at Loudun）。

盧丹市的修女瓊・迪絲・阿格妮絲（Jeanne des Anges，西元一六〇二—一六六五年），年紀輕輕就當上了當地的女修道院院長。同在盧丹有一位於爾班・格蘭迪耶神父（Urbain Grandier，西元一五九〇－一六三四年），此人風度翩翩，能言善道，並且相當的有權勢，但據說私生活不太檢點，在教會中也頗有一些敵人。阿格妮絲院長在見過格蘭迪耶神父之後，就對他起了一種不該有的強烈渴望，她在自己的日記中寫道：「當我見不到他時，我心中熊熊燃燒著對他的愛，而當他出現在我面前時，我沒有自信能戰勝自己對他的那種不純潔的想法，還有想像中要對他採取的行動。」格蘭迪耶神父本人對此當然一無所知。

在阿格妮絲修道院的原任「心靈導師」（spiritual director）莫梭神父（Father Moussault）過世之後，阿格妮絲就力邀格蘭迪耶神父來擔任新的心靈導師，格蘭迪耶並不知道阿格妮絲對自己的迷戀，拒絕了這個邀約。在隨後的西元一六三二年，阿格妮絲修女開始在修道院中看到格蘭迪耶神父的「鬼

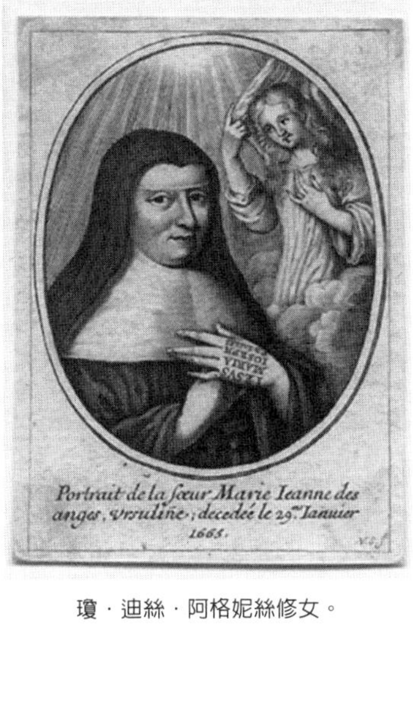
Portrait de la sœur Marie Ieanne des anges, vrsuline; decedée le 29me Ianuier 1665.

瓊・迪絲・阿格妮絲修女。

影」，不斷的引誘她，要「奪走她已經許配給耶穌基督的神聖貞節」。接下來，修道院中的其他許多修女（平均年齡二十五歲）也陸陸續續的看見了如阿格妮絲院長所見的同樣景象，修女們接著表現出許多奇特的行為：大叫、罵髒話、發出狗吠聲等等。這怪異事件讓原本平靜的女修道院，以及整個盧丹市都沸騰起來，驚惶失措，眾說紛紜，當然也驚動了教會。

時任法國國王路易十三的樞密院首席大臣兼樞機主教黎希留公爵（Cardinal Richelieu，西元一五八五－一六四二年）下令深入調查，並在修道院以及整個盧丹市舉行了多次的驅魔儀式（exorcism）。在驅魔進行當中，有多達二十多位的年輕修女被判定確實有被附身或者被施加巫術，並且修女們也眾口同聲的指認，就是格蘭迪耶神父讓她們被附身的。其中最酷的還是阿格妮絲院長，教會的專家鑑定出，在她身體的各個不同部位，總共有七個惡魔寄居。

這樣的驅魔以及調查行動持續了數年時間，阿格妮絲四處露面公演，成了當地的大名人，格蘭迪耶神父則因「施行黑巫術讓修女們被惡魔附身」的罪名被捕下獄，交由教會法院審判。黎希留素來與格蘭迪耶神父不睦，在政治上跟他結過梁子，就趁此機會指定了自己的親信來審理此案。法庭最終於西元一六三四年宣判格蘭迪耶神父罪證確鑿，依據當時宗教法庭的慣例，將他酷刑凌虐後綁在木柱上燒死。我很好奇，格蘭迪耶在烈焰中瀕死之時，心裡想著些什麼？他會不會百思不解，自己到底是如何落到今天這個地步的？因為他做夢也不可能料到，自己慘死的起因，竟然會是一個女人對自己的「性幻想」。

從人類文字史的很早期，例如三千多年前的古埃及以及兩千多年前的古希臘，哲學家以及醫學家都曾經很不公平的把某些疾病怪罪給性別，認為有些病只有女性會得到。比方說如果有一位女性病人睡不好，心情低落或情緒化，言行怪怪的，容易昏厥，

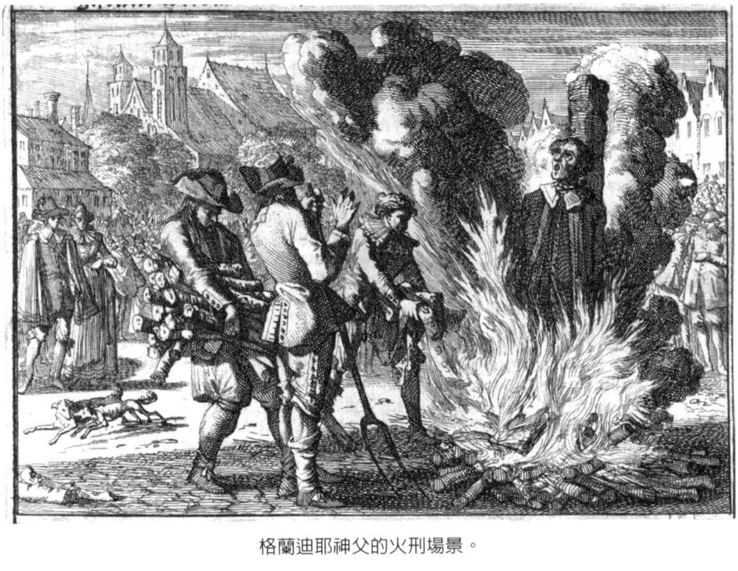

格蘭迪耶神父的火刑場景。

甚至痙攣的話，醫師就會診斷那是她的子宮有問題。當時的醫師普遍認為，子宮會在女性的體內跑來跑去，如果跑到太不對勁的位置，就會發生一些很難解釋的毛病。這些人的想像力未免太過豐富，但這種觀念就此穩穩地待在了西方的正統醫學，從醫學之父希波克拉底（Hippocrates，西元前四六〇—前三七〇年）到偉大的羅馬醫師蓋倫（Galen，西元一二九—二一六年）都認為就是這麼回事。因此為女性帶來一個專屬的病叫「歇斯底里症」（hysteria），「hysteria」這個字的來源就是希臘文「hystera」，「子宮」的意思。

「歇斯底里症」既然從一開始就是憑想像而來的虛構疾病，它的定義自然就會有些模糊，基本上就是一位女性情緒上怪怪瘋瘋的，身體又這裡那裡不舒服的話，就會被下這個診斷。歐洲在進入中世紀之後，古希臘羅馬傳下來的古典醫學系統，被日益壯大的宗教迷信摻和了進來，滿天神魔出現，事情就變得更複雜一些。之前僅被認為是子宮有問題的女病人，現在卻有惡魔附身或施行巫術的嫌疑。我們可以想像，一位在中世紀本來就身居弱勢的女性，要是哪天變得神智不清，行為怪異的話，很可能不會被當成「有病」，而被當成「邪惡」或「有罪」。當時許多被宗教法庭指稱與惡魔有染，被燒死或絞死的「女巫」們，其實不過是一些精神異常的可憐女人罷了。

經過了文藝復興的理性思潮洗禮後，十七世紀的哲學家與醫學家們，開始用比較「自然說」的角度來看待女性所表現出的精神合併身體的症狀。當時頗有一些有識之士認為，以前那些所謂的「女巫」，跟惡魔沒半毛錢的關係，只是精神上有病，足以引發她們身體上的種種特異症狀罷了。尤其當時歐洲的神經解剖學以及神經醫學已然萌芽，醫師們理解到大腦掌管了人的智能以及感情，那些所謂「歇斯底里症」女性患者們的種種情緒與行為表現，何嘗不可以是大腦的異常呢？很可惜的是，少數人的卓見，在當時尚未能影響到整體的政治

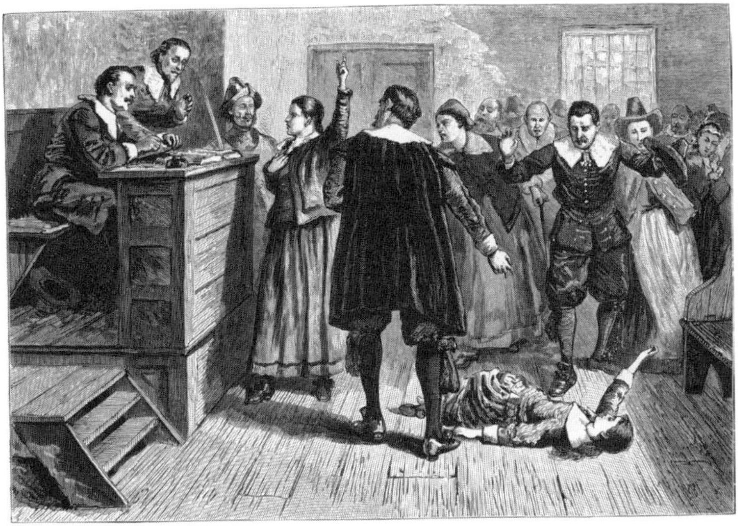

塞勒姆宗教法庭將精神異常女性當女巫判罪。

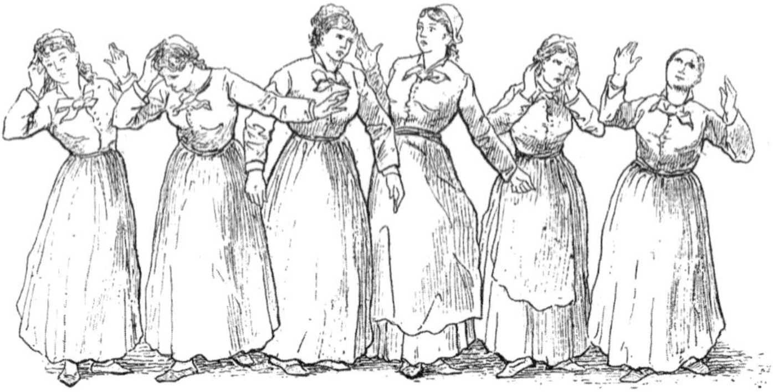

十九世紀描繪女性歇斯底里症發作的畫像。

與宗教氛圍，所以即使到了十七世紀末的美國麻薩諸塞州，還是發生了不幸的「塞勒姆審巫案」（Salem witch trials），造成二百多名「女巫」下獄，其中二十人被處死。今天回顧當時宗教法庭據以判定那些「女巫」有魔鬼附身的種種怪異行為，一望而知都是精神方面的毛病。而「盧丹附身案」中以阿格妮絲為首的修女群，如果有機會被稍後的專家醫師看到的話，極可能會給她們下個「集體歇斯底里」（mass hysteria）的診斷。

十八世紀開始，醫師與科學家們對精神疾病開始有了更多的認識，因而對患者也有了更正確的理解以及更人道的待遇。比方史稱「現代精神病學之父」的法國精神科醫師菲利普·皮內爾（Philippe Pinel，西元一七四五—一八二六年），以及史稱「現代神經學奠基者」的法國神經科醫師讓-馬丁·夏科（Jean-Martin Charcot，西元一八二五—一八九三年），都對所謂歇斯底里症的症狀，診斷與治療著墨甚深。他們雖然對歇斯底里症還沒有很清楚的界定，對其病因也多所猜測，但基本上都已經確認那是出於身心上的不平衡，或許肇因於某些過大的壓力或心理創傷，甚至可能根本就屬於腦部的疾病。夏科還有一個大發現，就是歇斯底里症根本就不是女性的專利，男性患者也所在多有，一洗兩千多年來「子宮」所受的冤屈。這發現在之後的兩次世界大戰中也都得到了強力的佐證，因為在戰爭中有大量原本身心健全的男性戰士，在巨大

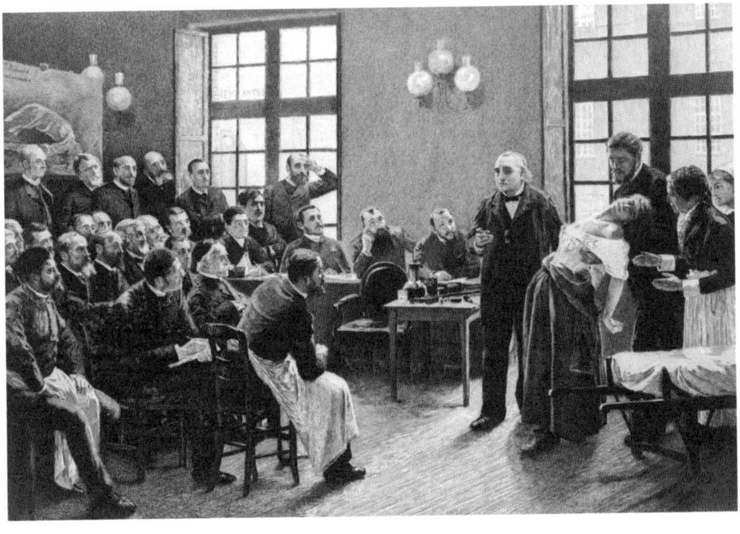

讓－馬丁·夏科醫師示範歇斯底里症的診治。

的恐懼與壓力下，精神崩潰，發生諸如失憶，手腳癱瘓，眼睛看不見，無法說話，耳聾之類的典型症狀。換句話說，無法應付的精神壓力，很可能才是造成這些身體症狀的成因。

精神醫學史上無人不知無人不曉，創立了「精神分析學」（psychoanalysis）的西格蒙德．佛洛伊德（Sigmund Freud，西元一八五六—一九三九年），年輕時就跟從過夏科大師學習。有一次他見識到一位擁有雙重人格，失聲、失憶、癱瘓、視幻覺，以及忘記母語等多種症狀的女性病人，就此迷上了歇斯底里症的世界，這幫助促成了精神分析學的誕生。佛洛伊德後來做了相當多的相關研究以及發表，在他看來，歇斯底里症的起源，是因為受到過某些沒辦法被自我接受的心理創傷，患者就把它壓抑到意識層面之下，「轉化」成種種奇特的身體症狀。佛洛伊德的想像力非常豐富，所以對許多精神疾病成因的演繹都有點自說自話之嫌，未必正確，但無疑激起了之後更多人探討這類精神異常的興趣。

二十世紀之後的心理學家與精神病專家們，研究了大批症狀多采多姿，變化層出不窮的歇斯底里症患者後，越來越覺得把那麼些表現各異，成因也可能各不相同的疾病群，都放在「歇斯底里症」這個定位不明確的泛稱之下，實屬不妥，就在西元一九八〇年代把歇斯底里症這個診斷名趕出了《精神疾病診斷與統計手冊》（*The Diagnostic and Statistical Manual*），而依據個別臨床症狀的特色做了新的診斷分類。原先被歸類為歇斯底里症的種種病症當中，臨床表現最奇特，最吸引眼球的有兩個：一是「轉化症」（conversion disorder），二是「解離性疾患」（dissociative disorder）。

「轉化症」就是明明身體上找不到毛病，但病人忽然瞎了，聾了，不會說話了，肢體癱瘓了，沒有感覺了，身體痙攣了，肢體亂扭亂動了，甚至昏厥了等等，就像前面提過的那些在戰爭中受不了壓力的戰士們那樣。這些表現常常會造成各科醫師的困擾，因為症狀明明就擺在那兒，但卻查不出任何身體上的原因可以解釋，最後通常需要精神科專家的介入，才能得到解決。轉化症的症狀還算相對單純，更為離奇又戲劇化的症狀，則來自於「解離性疾患」。

「解離性疾患」當中有一類叫「解離性失憶」（dissociative amnesia），病人可能忘記某些特定事件，生命當中的整段經歷，甚至自己的全部過去，常常看電視連續劇的人對這個劇情一定不陌生。另外有一類叫「人格解體」（depersonalization），患者覺得「自己與自己分離」，自己的感覺、情感和行為並不屬於自己，而更像是從外部觀照他人的經歷，不真實而朦朧，甚至對於自我的認知感也因而消失。比起這兩種已經夠奇怪的類別來說，解離性疾患當中最精采又最怪異，以至於常常被寫成小說，拍成電影，甚至為了戲劇效果而被刻意誇大的，則莫過於「解離性身分疾患」（dissociative identity disorder），舊稱「多重人格障礙」（multiple personality disorder）。

解離性身分疾患的患者，會擁有兩個以上明顯不同的身分或人格，就有如「在一個身體裡住著幾個不同的人」，每個人格都有不同的性格，思想，和記憶，可以分屬不同的性別，年齡，種族，甚至物種。他們輪流出現，控制患者的行為，彼此通常不互相察覺，在轉換到一個人格時，其他人格的記憶都會消失，因此患者的生活中常常會有記憶空白的「斷片」存在。從一個旁觀者的角度來看，這人一會兒用一種聲音，一種脾氣，一種人生經歷講話，一會兒卻完全換了另一種聲音，另一種脾氣，另一種人生經歷來講話，事後卻又完全否認有這回事，想必會相當的驚嚇吧？那麼旁人要怎麼面對這種驚嚇，怎麼合理化這種異象呢？對啦！就是「附身」。

古人今人都會生各種病，病的本身在古今可能都差不多，但病人以及病人周遭人的命運，卻往往取決於他們生在哪個時代，哪個地方。我們在想像中幫他們搬個位置看看好了：假設阿格妮絲修女與格蘭迪耶神父的事件發生在宋代的中國，阿格妮絲與其他眾修女們，想必也會被判定為中邪附身。請和尚道士念咒驅邪是免不了的，也可能會被當成怪談，記到某個筆記故事當中吧，但無辜的格蘭迪耶神父大概不會被當成惡魔同路人，綁在柱上燒死。反過來說，宋代的錢夫人與李小姐，若是搬到了中世紀的歐洲，事情又被教會知道了的話，命運就很不樂觀，性命堪憂。不過同樣生活在沒有科學的古代，不管是中國還是歐洲，錢夫人，李小姐，與阿格妮絲修女都註定會被貼上鬼怪玄異的標籤，不會有人知道她們真正發生了什麼事，當然也不可能去解決她們的精神問題。

現代人談理性，談科學朗朗上口，好似它們都是理所當然。但只要回顧歷史，就知道理性與科學其實得來不易，因為所有的文化當中，都存在著不少迷信的包袱，阻擋事情的真相見到天日。精神疾病的領域似乎更是如此，在醫學史上，它的科學進展所需要克服的障礙特別多。即使在精神醫學已經相對發達的今日，不論中西社會當中，像「附身」、「著魔」、「卡到陰」這類的原始思維依然深入人心，時時可見，甚至還被許多人有意的推波助瀾以謀其利，從而讓部分現代的病患仍然遭到跟古人一樣的命運。我們可以把這現象視為人類文明進程中的自然過渡，但也可以視之為社會依然落後的表徵。

東坡之死

至死也瀟灑的坡仙，為什麼齒間流血不停？

宋哲宗元符三年（西元一一〇〇年），蘇東坡結束了海南島的流放歲月，被調回中土。先調廉州（今廣西境內），再遷永州（今湖南境內），次年宋徽宗建中靖國元年（西元一一〇一年）的五月經過潤州（今江蘇鎮江），造訪了金山寺。寺中有著一幅蘇東坡的好友，名畫家李公麟多年前為他畫的肖像畫。蘇東坡看著畫中的自己，寫下這首〈自題金山畫像〉詩：

心似已灰之木，身如不繫之舟，問汝平生功業，黃州惠州儋州。

這首詩，像是蘇東坡自嘲式地為自己的一生所下的總結。蘇東坡的一輩子，似乎一直都有辦法像這樣地把自己抽離出來，用一種客觀超然的眼光在旁邊看著自己。也許正因為這樣，他在歷經了尋常人難以承受的種種不公與磨難之後，到頭來卻始終保持著神智的清明與心靈的灑脫。蘇東坡此時或許已經感覺到，自己漂泊的一生行將結束。

六月，蘇東坡走到了不遠的京口，在此收到陷害他多年的老仇人章惇之子章援的求情信。蘇東坡回了他一封文情並茂，不念舊惡，寬慰開解的信函〈與章致平〉，其中提到了自己當時的身體狀況：「某自儀真得暑毒，困臥如昏睡中。到京口，自太守以下，皆不能見……」

此時蘇東坡自己覺得身體出了大問題，也向皇帝上了求准退休的〈乞致仕表〉，當中說：「……於五月間至真州，瘴毒大作，乘船

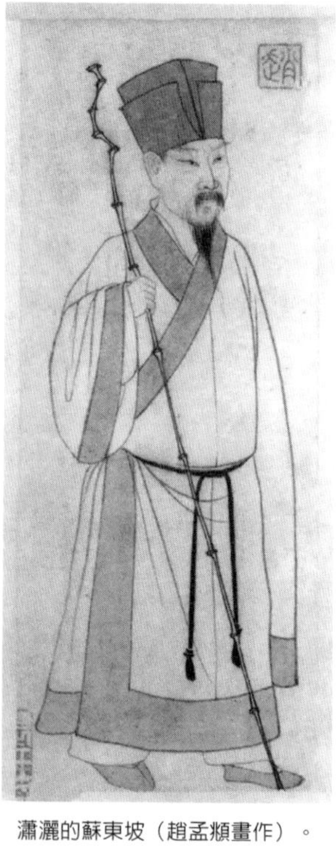

瀟灑的蘇東坡（趙孟頫畫作）。

至潤州，昏不知人者累日。今已至常州，百病橫生，四肢腫脹，渴消唾血，全不能食者，二十餘日矣。自料必死……」

蘇東坡感到身體不行，不能再奔波，決意就近定居常州，六月中旬船抵常州，在此處以超級偶像之姿受到平民百姓們瘋狂的歡迎。據邵博的《邵氏聞見後錄》記載：「東坡自海外歸毗陵，病暑，著小冠，披半臂，坐船中，夾運河岸，千萬人隨觀之。東坡顧坐客曰：『莫看殺軾否？』其為人愛慕如此。」

蘇東坡才多招嫉，是官場上長期的敗犬，卻早已被百姓們認定是一位受屈的好官與好人。亂世之中，太多人的心靈曾經被蘇東坡優美的文字，豁達的人格所撫慰，所以聽到他終能活著回歸，當然爭先恐後的夾岸相迎了。當時盛夏酷熱，船上的蘇東坡衣冠不整，看著這大陣仗的迎賓場面，雖然身體很不舒服（病暑），卻還對旁邊的同伴說：「該不會看殺我吧？」幽默達觀的蘇東坡，在此用了個晉朝的典故，開開這個粉絲會的玩笑。晉朝有位有名的美男子衛玠，每次出門都引起大批人潮圍著他爭看。衛玠這人的心理素質可能有點弱，禁不起這麼被看，年紀輕輕的二十七歲就病死了，當時人都說衛玠是被「看殺」的。

事後回來看，比較迷信的人可能會說，東坡先生當時開的這個玩笑未免太不吉利，因為接下來他的身體狀況就急轉直下了。

清代陸以湉的《冷廬醫話》當中，對蘇東坡的病情變化有繪聲繪影的描寫：「……時方酷暑，公久在海外，覺舟中熱不可堪，夜輒露坐，復飲冷過度，中夜暴下，至旦憊甚，食黃芪粥覺稍適。會元章約明日為筵，俄瘴毒大作，暴下不止，自是胸膈作脹，卻飲食，夜不能寐。十一日發儀真，十四日疾稍增，十五日熱毒轉甚，諸葯盡卻，以參苓瀹湯而氣寖止，遂不安枕席，公與錢濟明書云：『某一夜發熱不可言，齒間出血如蚯蚓者無數，迨曉乃止，困憊之甚。細察病狀，專是熱毒根源不淺，當用清涼葯，已令用人參、茯苓、麥門冬三味煮濃汁，渴即少啜之，餘葯皆罷也』……二十一日，竟有生意，二十五日疾革，二十七日上燥下寒，氣不能支，二十八日公薨。」

陸以湉接下來對此事下了個不以為然的評語：「士大夫不知醫，遇疾每為俗工所誤，又有喜談醫事，研究不精，孟浪服藥以自誤。如蘇文忠公事，可惋嘆焉……病暑飲冷暴下，不宜服黃芪，迨誤服之。胸脹熱壅，牙血泛溢，又不宜服人參、麥門冬。噫！此豈非為補藥所誤耶？」

東坡先生跟諸多古代的文人一樣，對醫學很有興趣，並且自認為精通醫理。他準備了不少草藥在家，聽說誰有病痛，就會興沖沖幫對方診斷一下，免費贈藥給人吃。中國古代的讀書人似乎有一種共識：只要讀的書夠多，自然就懂醫學，自然就能替人治病。嚴格說來，他們這麼想並沒有什麼邏輯上的問題，因為他們所見過的醫生，也都不過讀了幾本醫書，照著上面說的理論就幫人看病了。既然如此，讀書人的學問本來就比醫生高出許多，同樣是醫書，讀書人讀起來，有什麼理由不比醫生讀得更為精到，甚至別出心裁，「見庸醫之所未見」呢？

比方挑蘇東坡的「自救處方」的錯的這位陸以湉先生，其實也不是醫生，而是他自己口中「不知醫」的士大夫，他也許認為，就算自己的學問文章怎麼也比不上蘇東坡，但起碼醫術要比他高明吧。那麼，假如自認醫術高明的陸以湉先生，時光穿越到七百多年前的東坡先生身邊，照他的方法用藥，又或者同一時代的歐洲名醫沿著絲綢之路來到中國，用當時「西醫」的手段來治療他的話，東坡先生有沒有可能死裡逃生，多活幾年，多貢獻一些經典文章呢？那是不可能的，因為不管有多大的善意，多高的學問，他們其實都不可能知道東坡先生的身體裡面發生了什麼事，當然更別說治好他了。

整理蘇東坡的病狀，走的是腹瀉（暴下），高燒（發熱不可言），虛弱（困憊之甚），出血（齒間出血如蚯蚓者無數）的流程。因為當時是大熱天，又發高燒，蘇東坡與陸以湉診斷的思路完全相同，都是「熱毒」、「暑毒」、「病暑」這些中國傳統醫學中「天人感應」的路子，只不過對於該用什麼藥來治這個「毒」的意見相左而已。那是當然，因為他們所能讀到的醫書都是同樣那幾本。

那麼，當時正處於中世紀的歐洲，醫師碰到類似蘇東坡這樣的病例時，會怎麼看呢？他們的思路，有一部分也是「天人感應」，跟中國有點類似，所以很風行「醫療占星術」，但最正統最主流的醫學體系，則是服膺羅馬醫學家蓋倫（Galen，西元一二九—二一六年）所大力宣揚，遠承自古希臘的「體液學說」：人體是由四種體液構成——血液，黏液，黃膽汁與黑膽汁，它們與一年四季以及宇宙的水、土、火、氣四大元素有著密切的聯繫。體液的變化失衡，就是造成各種不同疾病的病因。血液的特質是「熱」與「濕」，黏液是「冷」與「濕」，黃膽汁是「熱」與「乾」，黑膽汁則是「冷」與「乾」。人若是發高燒，必然是因為血液與黃膽汁的旺盛度超過了黏液與黑膽汁。要是當時歐洲的名醫有幸瞻仰重病中的蘇東坡的話，他們就一定會把東坡先生的靜脈切開，放掉大量的血液，以達成體液的再平衡。

歐洲到了十七世紀，經過了黑死病的洗禮，文藝復興正如火如荼的進行，科學開始萌芽。此時蘇東坡已經過世了五百多年，歐洲醫師的知識以及醫術，比起中世紀來說已經進步了不少，但遇到了那些「熱病」，治療的手段並沒有比先輩們來得高明。當時的荷蘭，有一位成功的商人兼業餘科學家安東尼・范・雷文霍克（Antonie Philips van Leeuwenhoek，西元一六三二—一七二三年），用自己磨製的透鏡大大改進了之前顯微鏡的解析度，結果就在他自製的顯微鏡中，發現了一個過去從來沒有人用肉眼看過的新世界：有無以數計的微生物充斥在生活環境的每個角落，與我們常相左右。

雷文霍克死後，他的重大發現並沒有得到世人的重視，沒什麼人覺得這些肉眼看不見的小東西，跟人類的生活會有什麼重大的關係。直到了十九世紀，偉大的化學家兼微

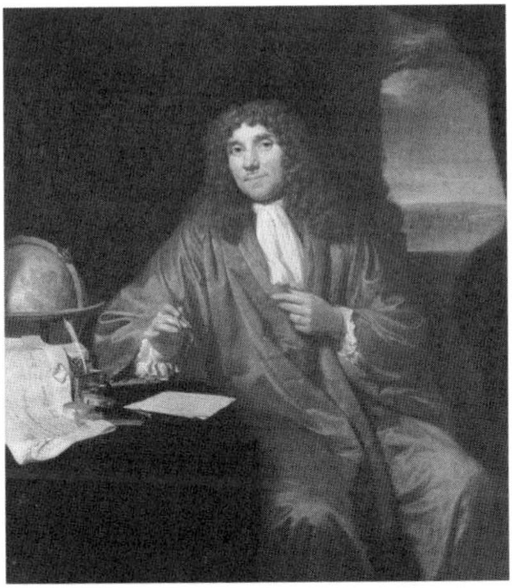

揭示微生物世界的安東尼・范・雷文霍克。

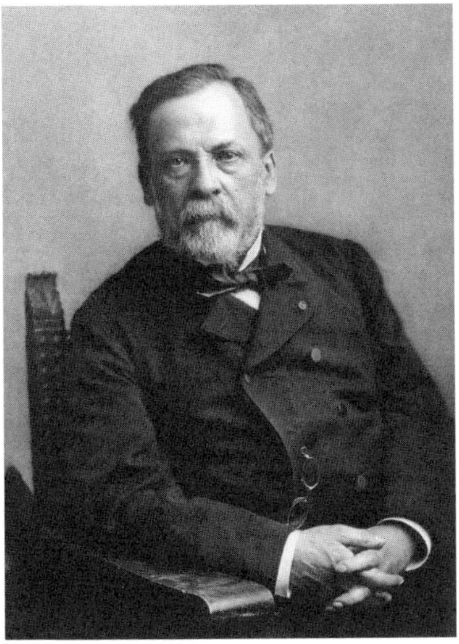

偉大的微生物學家路易・巴斯德。

生物學家路易·巴斯德（Louis Pasteur，西元一八二二—一八九五年）提出了無可置疑的證據，證明牛奶或酒類的發酵與許多動物的疾病，都是微生物所造成的，甚至據此製造出了有效的炭疽病與狂犬病疫苗。

從那時開始，不斷的有醫師發現，越來越多過去神祕不可解的疾病，其實都是微生物闖的禍。比方說在當時致死率甚高的產婦「產褥熱」，以及經常發生在外科手術病人的發燒、化膿與死亡，只要接生或動手術的醫生把自己的手洗乾淨，器械消毒好，就可以大幅的減少，從而導致了新生兒存活率以及人民平均壽命的明顯提升。至此，「細菌」在人類疾病中扮演的超級重要角色，已然人盡皆知。進入二十世紀後，包括盤尼西林在內的各種抗生素問世，人類終於第一次擁有了漫長疾病史中與病原菌抗爭的決定性武器。

那麼，在這一些武器以及知識都還沒有出現的中國大宋朝或歐洲中世紀，若是有病菌進入了一個人的身體，接下來會發生什麼事呢？首先要看進入人體內病菌的數量多少以及強悍程度，再來要看這個人本身的第一道防線——免疫系統夠不夠強大。在這場病原菌與免疫力的遭遇戰中，細菌打輸的話，此事就無疾而終，但若是細菌打贏的話，就會在人體內建立起灘頭堡，進一步的向深處挺進。

西元一一〇一年的蘇東坡，已經是一位六十四歲的老人，剛剛回到中土就不停的舟車勞頓，小病不斷，身體的免疫力顯然不會太好。時當盛夏天氣炎熱，食物跟飲水都容易有細菌孳生，蘇東坡生性豪邁，雖然身體已經不太舒服，還是赴好友的邀宴大吃大喝。之後的猛拉肚子，告訴我們細菌是從腸道的門戶進入體內，趁著蘇東坡的免疫力低下站定了腳跟，然後大量的繁殖。

細菌突破了免疫前線之後，順著血液循環走到全身各處，以破竹之勢在蘇東坡的各個重要器官組織繁殖，這叫作「敗血症」。此時蘇東坡的身體警覺到大事不妙，動員了全身的免疫細胞與這些細菌戰鬥，產生的發炎反應釋放出多種細胞激素，循環到了腦部，作用在體溫調節中樞，引起體溫大幅上升，就是所謂的發高燒，「發熱不可言」。發炎反應的另外一個併發症，是在末梢血管形成小血栓，大量的消耗血小板及各種凝血因子，導致凝血功能的缺失，身體內外若有什麼傷口的話，此時就會血流不止。東坡先生平時的牙齦健康可能不是很好，有牙周病，鮮血就由此不斷的湧出，「齒間出血如蚯蚓者無數」了。

接下來，在細菌的優勢兵力大舉進攻之下，蘇東坡的免疫系統兵敗如山倒，細菌侵入了大部分的重要臟器，造成多重器官衰竭，身體各部功能逐漸喪失，連喘個氣都很困難（氣不能支）。血壓下降形成休克狀態，末梢血流量嚴重不足，流不出汗來，上身乾乾熱熱，下半身肢體遠端則因為循環不良而變冷（上燥下寒），意識也逐漸模糊。終於東坡先生累了，他的身體與精神全面的投降，放開了世界。

蘇東坡很可能是整個中國歷史當中最有個人魅力的文人，他的死亡，讓人除了惋惜還是惋惜。但我們必須知道，蘇東坡絕對不算短命。在他生活的宋代，並沒有官方的平均壽命統計，但我們若是把宋朝大名見諸經傳的知名之士，達官貴人的壽命平均一下，大約只能到六十歲左右，而這些人都已經是社會上的頂尖分子，通過了基因與環境的雙重淘汰，生活條件也比一般老百姓優渥，所以要長命許多。要是用全人口（包括因戰亂，瘟疫而死，與幼年夭折）來平均的話，大宋子民的平均壽命應該還不到四十歲。其原因跟蘇東坡的遭遇相同：當時的人遇到了致命的疾病，並不會有正確的診斷，當然更沒有真正有效的治療，只能仰賴著運氣以及自身的體質，乖乖的走完那個疾病的「自然病程」。

如果蘇東坡生在今日，能夠活命嗎？敗血症是危急重症，死亡率極高，但若是能在病情惡化到多重器官衰竭之前及時介入，仍然大有可為。投入強力廣效抗生素，再根據細菌培養結果投以針對性抗生素，殺死元兇病原菌，給予大量輸液以及氧氣維持血液循環及血氧含量，仔細監控並矯正病患的生命徵象，那麼救回來的機會還是相當的大。至於與蘇東坡同時代的那些腦中只有「熱毒」、「暑毒」、「體液失衡」的所有中西名醫，神醫們，都只能束手無策加上自圓其說而已。這不是任何人的錯，知識沉澱需要時間累積的必然現象罷了。

這一切，蘇東坡當然都不會知道，但如果他知道的話，會抱怨自己生錯了時代嗎？也許不會。蘇東坡大半輩子都喜歡談禪說佛，死前兩天已經氣若游絲，但神智尚很清醒，好友維琳方丈來到床邊對著他的耳朵大聲說：「端明宜勿忘西方。」（端明學士千萬要心念西方啊）

蘇東坡喃喃回應：「西方不無，但個裡著力不得。」（西方世界不是沒有，但卻是不能勉強使力的）

好友錢濟明在旁說：「固先生平時履踐至此，更須著力。」（你一生都好好努力到現在了，此時再使力一下就好）

蘇東坡此時說了他人生的最後一句話：「著力即差。」（刻意使力就不對了）

相信有西天，但不願刻意求上西天。多麼的瀟灑！

如果當時有人問他，想不想穿越到九百年後把病治好？他可能也會回答：「這麼勉強，就沒意思了吧？」

舉世滔滔，千古以來只有一東坡，東坡之後再無東坡。

蘇東坡是真正的天才，若是把他在文學藝術上的成就，包括文，詩，詞，書，畫來個歷史排名的話，以我一個鐵粉的偏頗之見，雖然其中每一項都不能算史上第一，但加起來的整體成就總積分，卻無疑是古往今來的總冠軍。不過這還算其次，蘇東坡在生命順逆中展現出的人格特質，才是更重要的瑰寶。蘇東坡之後的這近千年，不知道有多少人曾經從蘇東坡那兒得到慰藉，得到力量，得到不管世界怎麼對我，我還是能笑出聲的勇氣。人皆有死，一個人活了多久，死於什麼原因，也許遠遠比不上他死後留給世人什麼那樣的重要。

巴金森的故事

中國的馬老頭嚇出了顫抖症，謎團要靠好幾百年後的英國醫師來解開？

歷史久遠的民族，跟年紀大的老人差不多，喜歡說「這種事情我早見過」，來彰顯自己見多識廣，沒有白活。世上歷史最悠久的文明（或說文明的遺跡），包括中國，印度，埃及，以及希臘羅馬等等，累積的歷史文化可以說共同塑造了當代世界的整個文化風貌，也都很愛說某種對人類特別重要的事物其實是自己民族的發明。就拿醫學來說好了，我們看當今醫學史的論文，中國、埃及、印度以及歐洲都曾爬梳過許多古代文獻，提出種種證據，說今天的某個重要醫學觀念或某個特殊疾病，其實早在久遠久遠之前就已經被自己的古人闡述或報告過了。這類「我們最先知道這種病」的報告非常的有趣，但認真追究的話，大多不太可靠。一來由於古今文字以及用語習慣的隔閡，二來大多文化中的古人都惜墨如金，越久遠前的紀錄就越簡短含糊。今天的醫學專家想探究古人說的哪個現象是今天的哪個病，一大半要靠猜的。

印度的阿育吠陀（Ayurveda）（可譯為「生命的科學」）系統可能是人類文字史上最古老的醫學系統，歷史超過五千年。其中的重要著作《遮羅迦本集》（*Charaka Samhita*）成書於大約兩千四百年前，其後陸續被增修過。古本以及增修內容中都有提到一種顫抖、流口水、行動困難、心情憂鬱的病。而在十五世紀的阿育吠陀文獻中，把這種病正式命名為「kampavata」。字中的「kampa」是「顫抖」的意思，而「vata」則是人體內的三大能量形態之一，掌管人的動作以及感覺功能。顧名思義，這個病的成因就是患者體內的vata 能量不協調之故，治療就需要一種可以調節vata的草藥，稱為「Masabaladi Pacana」，這種草藥是用一種叫「刺毛黧豆」（Mucuna pruriens）的豆科植物製造的。

中國成書於兩千多年前的《黃帝內經》的〈素問．五常政大論〉有這麼幾句記載：「掉振鼓慄，筋痿不能久立」，另外〈素問．至真要大論〉說：「諸風掉眩，皆屬於肝」，〈素問．脈要精微論〉說：「骨者髓之府，不能久立，行則振掉，骨將憊矣」，

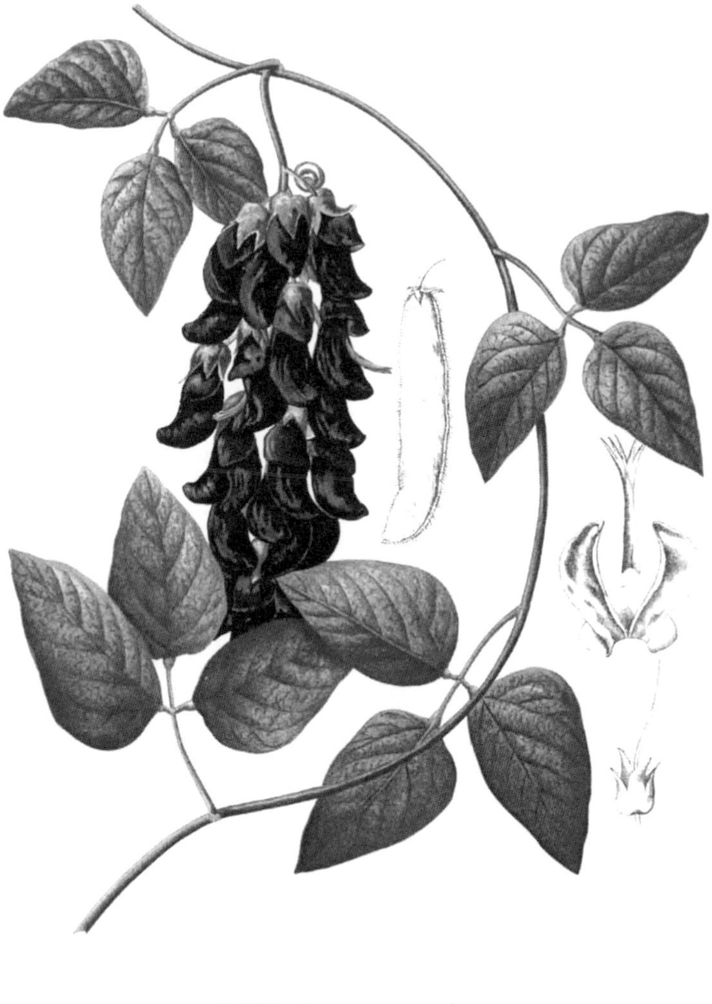

刺毛黧豆（Mucuna pruriens）。

文字都簡短隱晦到了神祕的程度。據說「掉」就是「顫抖」的意思，所以我們大概可以模模糊糊的推測，《黃帝內經》的作者們看過一些顫抖，無力，無法久站的病人，並且把病因歸到了「肝」以及「骨髓」。但要想從字裡行間判斷那其實就是什麼病的話，無異緣木求魚。

倒是在千年之後，金朝的醫家張從正（西元一一五六—一二二八年）著作的醫書《儒門事親》中有個有趣的病例報告：「新寨馬叟，年五十九，因秋欠稅，官杖六十，得驚氣，成風搐已三年矣。病大發則手足顫掉，不能持物，食則令人代哺，口目張唇舌嚼爛，抖擻之狀，如線引傀儡。每發，市人皆聚觀。夜臥發熱，衣被盡去，遍身燥癢，中熱而反外寒。久欲自盡，手不能繩，傾產求醫，至破其家而病益堅。」它把病例馬老頭的「風搐」描述得很生動，有幾個關鍵的症狀表現：（1）手腳發抖，但不是時時都抖得一樣厲害，特別嚴重時會讓人當熱鬧看，（2）手不方便，拿不住東西，（3）身體的溫度調節跟冷熱感覺異常，（4）病越來越嚴重。病因是「驚氣」，惹了官非嚇出來的，治療則是針灸加上用藥通痰。

至於在西方醫界，遠古時偶有隻字片語提到老人的顫抖以及行動障礙。比方羅馬的蓋倫在西元二世紀的著作中，有提過病人的手顫抖不聽使喚，還有腳不靈活，走平路像在爬坡的症狀。但也很難讓我們具體想像出病人到底是何等模樣。

西方醫學家跟中國的情況類似，後人寫起文章要比老祖先清楚明白得多。一千多年之後的十七世紀，有一位匈牙利的費倫茨・帕帕伊・帕里茲醫師（Ferenc Pápai Páriz，西元一六四九—一七一六年）出版了一部八冊的醫學著作*Pax corporis*（可翻譯為「身體的安定」），第一冊專講頭部的疾病。其中一個章節，提到一種發生在老人，會日益惡化的疾病。他具體的描述了這種疾病的主要臨床表現：（1）顫抖，（2）肌肉僵硬，（3）肢體無力但感覺正常，（4）走路的平衡感有問題。他說那應該是一種腦部的疾病，病因是「從頭部流向神經跟肌腱的水有漏

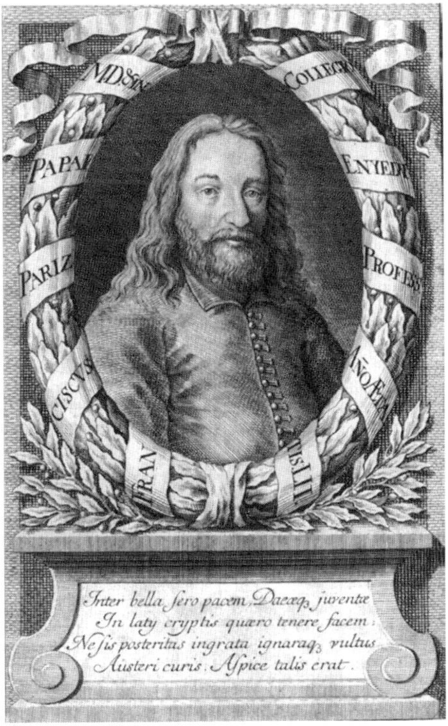
Inter bella sero pacem, Dacæq; juventæ
In laty cryptis quæro tenere facem:
Ne sis posteritas ingrata ignaraq; vultus
Austeri curis. Aspice talis erat.

匈牙利的費倫茨・帕帕伊・帕里茲醫師。

溢」。他與其他一些同時代的歐洲醫家一樣，知道腦部掌管著身體跟思維，但誤以為腦水的重要性超過了腦質。可惜的是，帕里茲醫師的著作是用母語匈牙利文，而不是用當時歐洲學界通用的拉丁文寫的，以至於明明是很重要的報告，此後卻完全的被忽略。國家權力的消長決定學術的話語權，此事無可奈何，至今依然如此。

總之，各國的古代醫學家都曾觀察到發生在一些年邁病人的顫抖、無力、遲緩、走路困難的病狀，也都曾提出對其病因的想像。

人類的社會，固然主要是由無所建樹的芸芸眾生所構成，但在漫長歲月中推動世界的運轉，增進人類的知識的，卻往往是少數迥異眾人的特別人物。當中有些在世時就功名赫赫，死後載諸史書，長久的被我們記得，然而也頗有一些了不起的人因為看似泯然眾人，所言所思未被同時代的人重視，因而完全的被歷史忽略。十八到十九世紀間英國的詹姆斯·巴金森醫師（James Parkinson，西元一七五五—一八二四年）就是這樣的一個人。

根據有限的文字資料記載，巴金森醫師的身形矮小，智能高超，精力充沛，為人謙遜有禮。巴金森的父親是開業外科醫師兼藥劑師，所以巴金森自年輕開始就做父親的學徒，父親死後順理成章地繼承了頭銜家業。他作為一位醫師的事業在當時沒有出奇之處，但他鮮明的政治主張讓他成為一位頗有名氣的社會運動者。巴金森受到法國大革命的影響，思想上傾向站在英國的庶民一邊，經常寫些政治文宣為貧民喉舌，批判貴族，因此頗不為當局所喜。順著這個思路，巴金森醫師認為想要改善平民百姓的健康狀況，最重要的是應該消除醫學知識的鴻溝，因此寫作了大批以下階層老百姓為對象的醫普著作，讓他們懂得正確的疾病與醫療觀念。在他的心目中，理想的醫師應該要經常到鄉下教育鄉民才對。除了自己的業務外，他還會到幾家精神病院（當時叫瘋人院）去照顧病人，時而批評某些病人受到不公的待遇。

巴金森這樣個性的醫師，在外面走跳的時間遠多過乖乖待在自己診所的時候。他在街上逛的時候，要是看到有些模樣與動作特別奇怪的行人，還會走上前去搭訕聊天，詳細問問人家的病史。就這樣，他遇見了三個手會發抖，沒力氣，走路怪怪的行人，問清楚了他們平常詳細的病狀，接著又加上另外三位自己行醫遇到的類似病人，整理他們的病狀，提出自己的看法，於西元一八一七年出版了一本六十六頁的小冊子，名為《論震顫麻痺》（*An Essay on the Shaking Palsy*）。他在文章起頭開宗明義的說，震顫麻痺是一種「合併肌肉力量減少的不由自主的顫抖動作，發生在沒有在動，甚至有被支撐著的身體部位，病人傾向身體前傾，走路會從正常步伐轉成小跑步，感覺以及智能則不受波及。」那一年巴金森醫師六十二歲。

以現代醫學論文的標準來看，巴金森醫師的文章未免太長，太「鉅細靡遺」了。但也正因為這樣，讓我們對他那些病人的症狀如同親見。除了顫抖無力，走路困難之外，他還觀察到這種疾病的一些細部特徵，包括抖動是由單側上肢開始，病的進展非常緩慢，但顫抖最後蔓延至全身各部，這些顫抖在病人做動作時會暫時停止。此外，病人的自主動作會變得緩慢遲鈍，走路時小步，常向前跌倒，常有便祕，常淌口水等等。他主觀推斷，其病因可能是與延髓（medulla oblongata）接壞的那一段高位頸脊髓的問題。巴金森在文中謙遜的說，由於當時對這種疾病的了解還很模糊，他自己的說法只能暫時視為一種猜測意見而已。

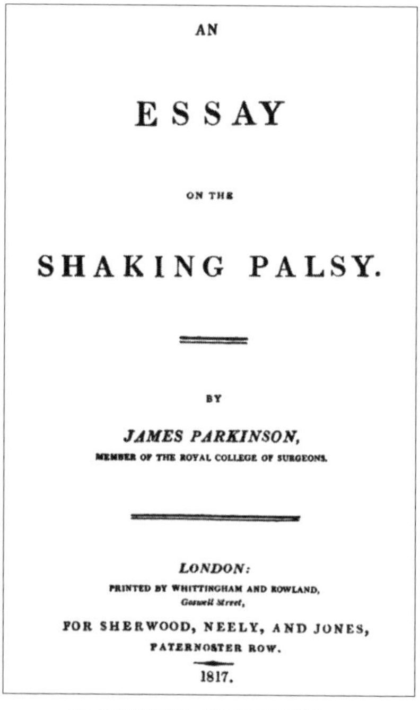
AN

ESSAY

ON THE

SHAKING PALSY.

BY

JAMES PARKINSON,

MEMBER OF THE ROYAL COLLEGE OF SURGEONS.

LONDON:

PRINTED BY WHITTINGHAM AND ROWLAND,

Goswell Street,

FOR SHERWOOD, NEELY, AND JONES,

PATERNOSTER ROW.

1817.

巴金森醫師的《論震顫麻痺》。

這篇文章發表之後，沒有掀起什麼波瀾，也沒有得到當代醫學界同儕的迴響。它被埋藏在文獻之海裡面，很快地就被人們忘卻。

一直到了五十多年之後，終於有一位赫赫大名的法國神經醫學大師讓－馬丁・夏科（Jean-Martin Charcot，西元一八二五－一八九三年），再度把注意力集中到這種很有特色的疾病上。夏科可以說是近現代神經醫學的奠基者，他在神經學史上的地位，差不多就像雨果（Victor Hugo）在法國文學史上的地位一樣，醫學史稱他為「神經學之父」。夏科與他的學生們，仔細檢查了許多類似巴金森醫師當年看到的那種病人，他發現這些病人的肌肉力氣，並不像巴金森以及之前的許多醫師所描述的那樣有下降。這些人的力氣是夠的，但因為他們的動作速度太「緩慢」了，所以常被誤判為沒有力氣。夏科把這類疾病做了詳實的描述以及分類，認定它是一種獨特的神經系統疾病。他覺得之前醫師們所稱呼的「震顫麻痺」並不精確，因為雖然病人有震顫，卻不真的有麻痺，只是動作太慢而已，因此他想要幫這個病取個新名字。照理說，以夏科發掘此一疾病的巨大貢獻，完全有資格把這種病命名為「夏科氏病」，可是卻沒有這麼做。他回顧了當年巴金森醫師的那篇文章，覺得應該把這種疾病的發現歸功於他，於是夏科就把這個疾病定名為「巴金森病」。從此，它就一直叫作這個名字，使得後世所有接觸到這種疾病的人，都記得巴金森醫師這個人。至於夏科自己對巴金森病的重大貢獻，現在反而只有專業人士才知道。

夏科這種謙沖為懷，舉他人之善唯恐不及的作風，才是真正的大師風範。不過話說回來，夏科之所以無意占據巴金森病發現者的美名，恐怕是因為他自己實在太厲害，當時的神經疾病中，最少已經有十幾種帶有他的名字，不需要掠人之美吧。這件事證明，人會寬容大度，多是因為自己的內在充盈，無所匱乏，有安全感之故。不論如何，因為夏科的關係，巴金森醫師成了歷史上一個不朽的名字。也正因為如此，才讓我們有興趣細究巴金森的生平，發現他真的是位很了不起的人。

夏科以後的眾多學者醫師們，對巴金森病有了越來越清楚的認識。它以休息時的顫抖，動作緩慢，肌肉僵硬，以及平衡與走路問題為主要特徵，發生在中老年人，會隨著時間緩慢的惡化。但是一直到二十世紀前葉，醫學界對它的病因依然眾說紛紜，治療也就五花八門。早期的神經科或一般科醫師們做了許多的嘗試，希望就算能讓病狀進步一點點也好。他們試驗過各種奇特的方法與物質，像是放血、化膿、燒灼、水銀、砒霜、鋅、銅、鐵等等。比方另一位法國神經學的巨擘，夏科的前輩裘馨醫師（Guillame Benjamin-Amand Duchenne，西元一八〇六－一八七五年，「裘馨氏肌肉萎縮症Duchenne muscular dystrophy」的發現者），對電流以及電流在人體上的作用極有興趣，就用電擊人體來治療巴金森病。當然，這些治療方法不可能有什麼幫助。

夏科本人，也廣泛嘗試過許多種藥物甚至毒物來治療這個神祕的疾病。其中像是從顛茄（belladonna）這類茄科（Solanaceae）植物萃取的生物鹼莨菪鹼（hyoscyamine），另外還有從麥角（ergot）萃取的麥角生物鹼（ergot alkaloids），倒真的有時可以減輕巴金森病的症狀，夏科當時自己也不知道那是為什麼。

西元一九五〇年代時，科學家發現人腦中有一種稱為多巴胺（dopamine）的物質。瑞典的神經藥理學家阿爾維德・卡爾森（Arvid Carlsson，西元一九二三－二〇一八年）用動物實驗證明了多巴胺是動物腦中的一種神經傳導物質，發現在基底核（basal ganglia）裡面它的含量特高。他用一種藥物蛇根鹼（reserpine）給予實驗動物，讓動物腦中的多巴胺量降低，這隻動物就會因此產生動作困難的症狀，相當類似於巴金森病人的表現。接下來他再對這隻「巴金森動物」投下多巴胺的代謝前驅物左多巴（L-Dopa），拉高了動物腦中多巴胺的含量，結果這位動物病患的動作就大幅進步，再度的活蹦亂跳。奧地利的生化學家奧萊・洪內奇維什（Oleh Hornykiewicz，西元一九二六－二〇二〇年）受到這個啟發，在西元一九五九到一九六〇年間檢測了六個巴金森病患者過世後遺留下來的大腦，發現巴金森病患者基底核內的多巴胺含量遠遠地低於正常人。至此，巴金森病是肇因於病人腦內的多巴胺不足已經無庸置疑。

接下來，洪內奇維什與奧地利的神經科醫師華爾瑟·伯克邁爾（Walther Birkmayer，西元一九一○—一九九六年）合作進行人體試驗，挑選了一些巴金森病人，注射了左多巴，結果馬上見證了所謂的「左多巴奇蹟」（L-Dopa miracle）：原先全身木僵，坐不起來站不起來，講不出話來的巴金森病人，打了針之後紛紛起身，走來走去。關於這個戲劇性的場景，我們可以從《睡人》（*Awakenings*，西元一九九○年，勞勃狄尼洛〔Robert De Niro〕，羅賓威廉斯〔Robin Williams〕主演）這部電影中得到一點概念。從此開始左多巴就成為巴金森病患者的仙丹靈藥，一直到今天，造福了世上無

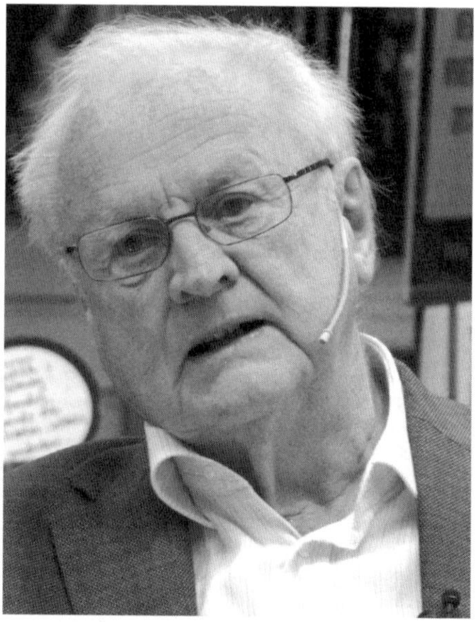

闡明腦內多巴胺角色的阿爾維德·卡爾森。

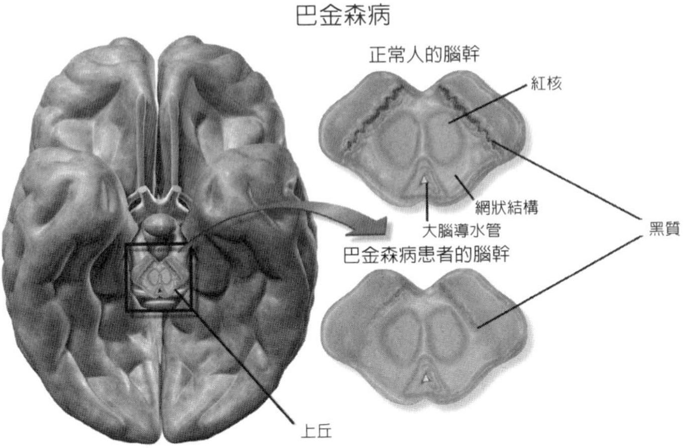

正常人（上）與巴金森病患者（下）的腦幹黑質比較（注意患者黑質部分的消滅）。

數的病患。後來的許多病理及藥理研究都顯示，巴金森病最明顯的病理變化是不明原因的腦幹黑質（substantia nigra）細胞退化死亡，而黑質細胞的角色就是分泌多巴胺，讓它作用到基底核，好維持人體動作的順暢。

回頭看看古印度阿育吠陀醫學系統中用來治療「kampavata」的草藥Masabaladi Pacana，就覺得特別的有趣。現代科學家分析它的原料刺毛黧豆的成分組成，發現它裡面原來有著相當含量的天然左多巴，難怪它會有效。經歷了幾千年的時間淘汰，直到今天，刺毛黧豆的製品作為一種輔助巴金森病治療的傳統草藥或養生食品，在全世界的市場上仍然銷路不錯。我自己就有碰過幾次，巴金森病的患者拿著這類製劑來問我能不能吃，其中有的甚至還有定量（比方每粒含左多巴六十毫克），問問價格還都不便宜。這種草藥就稱作「驗方」，古人憑經驗知道某種植物可以減輕某類疾病的症狀，對其原因卻一無所知，只能主觀想像。現代用化學合成，定量精密價格又便宜的左多巴製劑療效要可靠得多，早該淘汰的「古方」卻仍能占有一席之地，還賣得更貴，證明那種對所謂「天然草藥」、「自然療法」的信仰舉世皆然也歷代皆然。

至於當初夏科大師所使用的那些「驗方」何以會有部分的療效，在巴金森病的病理與生理闡明之後，也就一目了然了。麥角生物鹼可以刺激多巴胺的接受體（receptors），模擬多巴胺的生理性質。而茄科植物生物鹼有抗乙醯膽鹼（anticholinergic）的生理作用，巴金森病腦內的多巴胺下降，某些位置的乙醯膽鹼活性卻因而過高，把它壓低也會有幫助。因此，這些藥物雖然不像左多巴那麼的強效，在左多巴問世之前卻也幫助了不少病人。甚至之後推陳出新，根據這個原理研發出一代又一代新的多巴胺受體促動劑以及抗乙醯膽鹼劑，一直到了今天也依然與左多巴相輔相成，在巴金森病的治療上占有重要的地位。

前面還提過愛電人的裘馨醫師。在裘馨用電流在他的病人身上尋開心時，大概做夢也沒有想到，在他過世百餘年之後，「電刺激」會真的成為正規巴金森病療法中的重要一環，稱為深部腦刺激（deep brain stimulation）。西元一九五〇年代有一位神經外科的先驅庫柏醫師（Irving Cooper，西元一九二二—一九八五年），有一天在為一位巴金森病患手術中不小心捅破腦中一條稱為前脈絡叢動脈（anterior choroidal artery）的小血管，手術做不下去，只好半途收攤。讓庫柏驚奇的是，病人醒來之後，他的巴金森症狀卻有了明顯的進步，而且沒有發生肢體無力的後遺症。這件意外開啟了此後幾十年許多神經外科醫師與神經科醫師的努力和試驗，發現對基底核的某些關鍵構造加以破壞或施予電刺激，可以有效地改善巴金森病的症狀。西元一九九〇年代開始，深部腦刺激（deep brain stimulation）的技術快速發展，時至今日在巴金森病的治療上面已經相當成熟並且具有良好的成效。

疾病的歷史發展，其實都循著差不多的路徑在走。對一種疾病，古人先會用玄虛的幻想來理解，用主觀的臆測以及嘗試錯誤來治療。接下來一些傑出的觀察家與實驗家出現，初步揭開它的神祕，最後經由縝密的科學研究，才終能向完全的破解與解決邁進。巴金森病就是一個很好的例子，它從「能量」的失衡，「肝」與「骨髓」的受擾，「驚氣」的作怪開始，經過像巴金森醫師，夏科醫師等人的症狀歸納，病理推測，以及治療嘗試，加上卡爾森與洪內奇維什等人的病因闡明，繼之以數十年越來越多醫師與科學家的實踐與研究。時至今日，我們對巴金森病雖不敢說完全了解，但對它的病理、生理，以及病因的認識卻早已今非昔比，針對巴金森病的治療方法也不斷地推陳出新，並且發展越來越快。從古代的草藥民俗，近代的放血電擊，到現代能有效改善症狀的藥物治療與手術治療，將來有一天一定也能發展出針對病因的根本療法。這段漫漫長路，是無數的前人先賢，用理性思維與科學方法，不斷努力所走出來的。現代任何有心尋找醫學真相的人，都可以從巴金森醫師以及巴金森病的這段歷史當中得到許多啟發。

耗損病之謎

良家婦女林黛玉與交際花瑪格麗特病得不輕，為何都還那樣的美？

古代小說家想要預告他筆下的某個角色活不久了，就讓他吐血或咳血。《三國演義．四十八回　宴長江曹操賦詩，鎖戰船北軍用武》的最後情節：「一陣風過，刮起旗角於周瑜臉上拂過。瑜猛然想起一事在心，大叫一聲，往後便倒，口吐鮮血。諸將急救起時，卻早不省人事。」周瑜吐的這一口血，順理成章的導入次回，神機妙算的諸葛亮用「近妖」的神通祭來東南風，把曹操的大批戰船燒得片甲不留。過後不久，性格不開朗愛生氣的周瑜受了箭傷，又被諸葛亮「三氣」之後就一命嗚呼。三國演義的作者不知為何那麼偏愛諸葛亮，正史上的周瑜，不論成就或氣度都遠勝諸葛亮，卻硬被作者當成了捧諸葛亮的墊腳石，害得後代不讀正書的人都把小說當成了正史，周瑜太冤枉了。這件事告訴我們，千萬不要得罪作家，尤其這作家的作品能流傳很廣很久的話。

同樣預告角色的死亡，咳血跟吐血卻是兩個不同的概念。吐血通常是因為「怒急攻心」，出血量大，死得比較快。周星馳的電影《唐伯虎點秋香》中，「七省文狀元兼參謀將軍，人稱對王之王」的對穿腸跟唐伯虎比試對聯不敵，吐出的血像消防水龍頭一樣用噴的，居然還能活，未免太過奇葩。相較之下，咳血是隨著劇烈咳嗽而出，有時只有一點摻在痰裡，有時是一小口血，能被主角藏在小手帕中不讓人看見，邊說「沒事沒事」，死得就稍慢一些。《紅樓夢．八十二回　老學究講義警頑心，病瀟湘痴魂驚惡夢》：「黛玉此時已醒得雙眸炯炯，一回兒咳嗽起來，連紫鵑都咳嗽醒了……出來叫醒雪雁。開了屋門去倒那盒子時，只見滿盒子痰，痰中好些血星，唬了紫鵑一跳……」小說中凡是會咳血的角色，外型通常都像林黛玉那樣十分的瘦弱，死前還會愈益消損，直接死因不是咳血而是太虛弱。

西方的小說作者英雄所見略同，想把主角判死的話，也讓他們先咳血。比方法國小仲馬（Alexandre Dumas fils，西元一八二四—一八九五年）的代表作《茶花女》（*La dame aux camélias*）寫女主角瑪格麗特：「每飲一杯香檳酒，她的面頰上就泛起一陣發燒的紅暈。夜宵開始時，她咳嗽還很輕微，慢慢地她越咳越厲害，不得不把頭仰靠在椅背上，每當咳嗽發作時，她的雙手便用力按住胸脯……夜宵快結束時，瑪格麗特一陣狂咳，這是我來到她家裡以來她咳得最厲害的一次，我覺得她的肺好像在她胸膛裡撕碎了。可憐的姑娘臉漲得緋紅，痛苦地閉上了眼睛，拿起餐巾擦著嘴唇，餐巾上隨即染上了一滴鮮血……」小仲馬的這部小說，是他本人親歷的真實愛情悲劇，他迷上了一位交際花瑪麗，常常咳血，年紀輕輕就死了，所以小說中描述的是作者的「第一手經驗」。

中西古代作家之所以能把那些咳嗽咳血，日益瘦弱，最後香消玉殞的角色寫得十分傳神，除了因為他們的文筆好之外，更大的原因恐怕是現實生活中經常看到真實的病例。對於這樣的病人，古代的醫學是怎麼看的呢？

中國醫書的祖師爺，兩千多年前的《黃帝內經》的〈玉機真藏論〉中有這麼一小段症狀描述：「大骨枯槁，大肉陷下，胸中氣滿，喘息不便，內痛引肩項，身熱脫肉破䐃，真藏見，十月之內死……」講的是這病人有身體削瘦，呼吸不暢，身體發熱等等症狀，病因是「虛」。說老實話，以現代醫學眼光，就這幾種非特異的症狀表現來看，可能的病何止幾十上百種，硬要言之鑿鑿說它是今天的什麼病，難免過度解釋。而且什麼又是「虛」呢？越是遠古的醫學著作，越會有這種語焉不詳，哲思妙想遠過於客觀事實的毛病。

林黛玉的病，若是給她同時代的名醫看看，可能會給個什麼病名呢？比曹雪芹稍早一些的清朝名醫李用粹（西元一六六二—一七二二年）寫了一本醫書叫《證治匯補》，把這種病狀稱作「癆瘵」，描述已經比《黃帝內經》清楚得多。癆瘵的症狀包括「睡中盜汗，午後發熱，煩躁咳嗽，倦怠無力，飲食少進，痰涎帶血，肌肉削瘦」等等。這把典型病人的模樣說得很具體，診斷上來說就不太會模稜兩可，但病因與治療的論述並沒有更高明。比方它說男子的癆是因為「傷精」，女子的癆是因為「經閉」，小孩的癆「得於母胎」，然後治療就要「滋陰降火」，一樣的胡扯。世界上任何一種醫學系統，醫生對疾病的症狀與病徵的掌握，都有

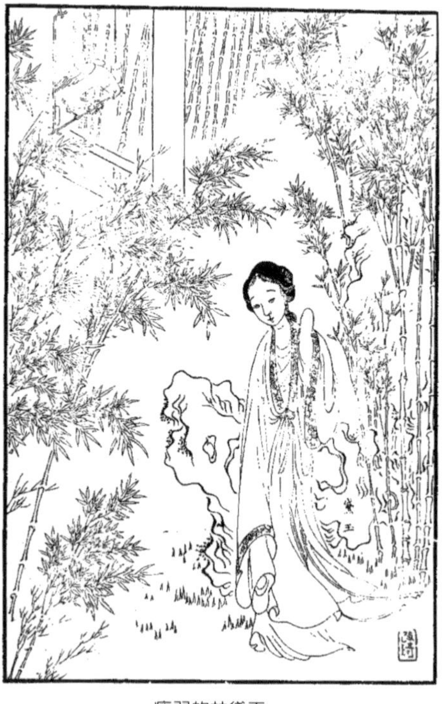

瘦弱的林黛玉。

可能因為實地觀察的經驗累積而日益精確，但病因與治療則有賴於疾病真相的闡明，而這一點，在一個以哲學與想像為主體的醫學系統，就算累積再長的時間也不可能進步。

這種病不只在中國古代很普遍，三千多年前的古印度醫書也有類似的病症記載，而西方古代也很常見。西元前五世紀的古希臘就有不少這種病人，當時的病名叫「Phtisis」。Phtisis是什麼意思呢？翻譯起來可以稱為「耗損病」，所以後來英語世界就把這病稱為「Consumption」，consumption也一樣是「耗損」的意思。這個稱呼其實很傳神，因為病人會日益瘦弱，到死為止。西方醫學之父希波克拉底（Hippocrates，西元前四六〇—前三七〇年）對這個病經驗豐富，很清楚它的特徵跟嚴重性。他說耗損病好發於年輕人，並且精確的描述了它的種種臨床症狀以及與肺部的關係。老謀深算的希波克拉底醫師還警告自己的學生們，小心治療到晚期耗損病的病人，因為病人幾乎必死無疑，主治醫師的名聲會不好聽。當然，他當時也並不了解這「耗損病」究竟是怎麼回事。

兩千年前從古希臘到羅馬時期的醫師們，已經對耗損病的相關症狀了然於心。典型的耗損病徵包括發燒、盜汗、咳嗽、血痰，以及瘦弱致死，基本上算是一種絕症。雖然不確知是由什麼所引起，但有些醫師已經在懷疑那是不是一種傳染病。至於治療方面，他們普遍推薦「高山新鮮空氣」、「吃得好加大量牛奶」，以及「海上旅行」這三種療法。也許是因為他們經由觀察發現，耗損病喜歡發生在人口密集，生活環境擁擠，陽光不足通風不良的地區，以及營養條件不佳的人身上吧。總之在接下來的一千多年間，這就成了西方醫界的正統推薦治療。雖然當時並沒有科學的療效報告，但確實有不少用這種療法救回了患者生命的記載。證明在科學尚未出現的時代，經驗法則才是醫學中最重要的成分。

不難想像，上述這種類似高級旅遊團的治療非常的舒適。所以一直到近代的歐洲，都還有專為耗損病患者提供的山區或海邊的療養中心，吃得好睡得好，曬太陽森林浴，就算病治不好，恐怕也會死得頗開心。更不難想像的是，這種療程只有有錢人才治得起，一般平民是不用想的。所以一直到十九世紀中葉之前，西方醫師也不斷的在耗損病患者身上嘗試各種其他的治療方法。而也跟許多其他古代「不治之症」的例子一樣，那些療法，比方最「正統」的基於體液學說的放血，都不但無效甚至有害。而另外一些嘗試，更到了匪夷所思的程度。

歐洲中世紀的耗損病患者不少，其中有些的頸部會腫起來一大塊，叫作「瘰癧」（scrofula）。瘰癧這個中文名詞由來久矣，出於《黃帝內經．靈樞》：「寒熱瘰癧在於頸腋者，皆何氣使生？……此皆鼠瘻寒熱之毒氣也，留於脈而不去者也。」表示兩千多年前的中國醫家就有注意到，有些人在生病時頸部或腋下會腫起來，其實就是發炎所導致的淋巴腺腫大。而在歐洲中世紀患者的頸部瘰癧，被當時的人取了一個外號叫「王者之疾」（king's evil），意思可不是說那是國王生的病，而是說那是國王才有辦法治好的病。邏輯是這樣的：君權神授，君王一旦上位，身上便擁有了上帝授予的超自然力量，當然包括了幫人治病。因此當時英國與法國的仁君們「苦民所苦」，

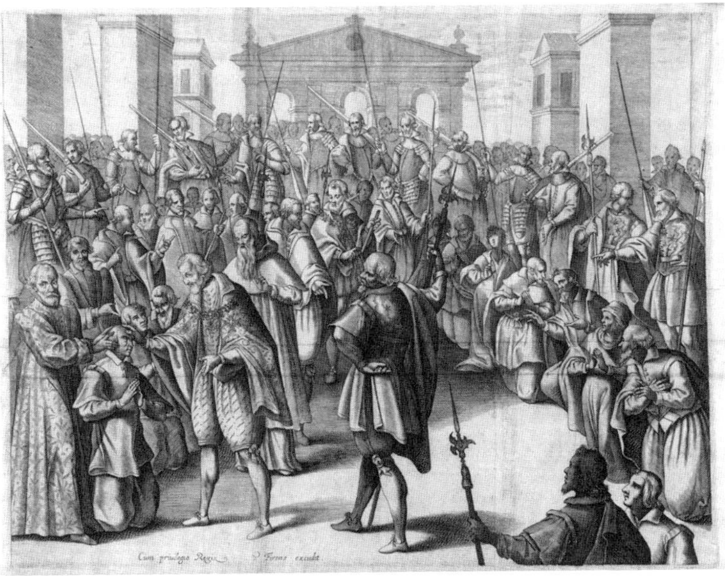

「王者之觸」的現場盛況。

就會提供一種叫作「王者之觸」（Royal Touch）的「選民服務」。儀式相當的莊嚴，國王做出一套特定的手勢，口中唸一串包含諸如「國王觸汝，上帝救汝」的咒文，然後用手撫摸病人頸部的患處，治療過程就算結束。這個療法在歐洲風行了好幾百年，持續到文藝復興以後。史上最有仁心的「王者之觸」總冠軍是英國的查理二世（Charles II，西元一六三〇－一六八五年），總共治療了超過九萬名平民病患。當時其他看似比較「科學」，但同樣無效的治療包括草藥、魚肝油、用酸液按摩胸部、嗎啡、吸入瀝青、碘、氯的蒸氣、重金屬化合物、硫磺、有毒植物等等，不一而足。

一直到了十八世紀，歐洲醫界對耗損病成因的主流意見還是「先天體質」加上「壞空氣」。不過已經開始有不少醫師對這個說法起疑，認為它應該是一種傳染病才對。當時歐洲的耗損病猖獗程度驚人，可能居當代人的死亡原因之冠，並且奪走的大多都是年輕人的生命。極高的盛行率與死亡率，讓人聯想到中世紀時的黑死病，並且由於患者會因為貧血而臉色蒼白，人們就為耗損病取了另一個外號叫「白色黑死病」（white plague）。西元一七九三年時，蘇格蘭醫師兼病理學家馬修・貝利（Matthew Baillie，西元一七六一－一八二三年）首度詳細描述了耗損病死者肺部的特殊病理變化，他發現他們的肺部開了許多許多有膿的小洞，一個個排在一起看起來像乳酪一樣，他把這些東西稱作「結節」（tubercles）。貝利醫師本人後來「鞠躬盡瘁」，死於耗損病。

十九世紀初的醫師們進一步發現，耗損病並不像前人所想的那樣，只是個肺部的病而已，因為上述那些結節變化也會侵犯腸胃系統，骨骼關節，淋巴腺，生殖泌尿系統和皮膚，基本上是個全身的病。十九世紀的耗損病為禍之烈，比起十八世紀有過之而無不及。當時工業革命（Industrial Revolution）方興未艾，人們的生活環境有了很大的變化，需要長時間在擁擠而通風不良的場所工作，並且收入微薄，營養條件普遍不佳。在西元一八三八—一八三九年間，英國有高達三分之一拿人薪水的技工與雇員死於耗損病，至於「上流階層」人士「僅」有六分之一死於耗損病，而美洲的情形也沒有好多少。西元一八三四年時，德國的醫學教授兼自然學家約翰・盧卡斯・舍恩來因醫師

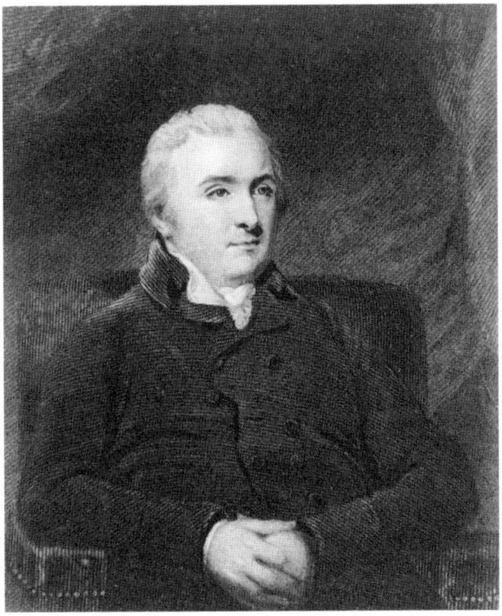

發現耗損病肺部結節變化的馬修・貝利醫師。

（Johann Lukas Schönlein，西元一七九三—一八六四年）根據耗損病的結節（tubercles）病理特徵，為它取了個新病名「結核病」（tuberculosis），若是長在肺部就叫「肺結核」。自此「耗損病」一名漸漸淡出歷史舞台，而結核病與肺結核的名稱就一直沿用到今天。

當時有一位法國的軍醫吉恩-安托萬・維勒曼（Jean-Antoine Villemin，西元一八二七—一八九二年），觀察入微而又顯然極度聰明。他經常需要治療罹患結核病的軍中弟兄們，這不足為奇，但他注意到兩個現象，讓他耿耿於懷：第一是長期駐留在軍營裡的軍士弟兄得到肺結核的比例，要比經常在廣大戰場上衝鋒陷陣的弟兄來得更高。第二是許多從鄉下地方招募來的生龍活虎的年輕新兵，入伍共同生活後不到幾個月就罹患了肺結核。維勒曼心想，這不是傳染病，什麼是傳染病？所以他就在西元一八六五年自己做了一個實驗：他從死於肺結核的病患屍體肺部的那些結節洞裡，取出一些膿液，把它「種」到一隻兔子的體內。這隻兔子接下來從外觀看不出什麼異樣，好像也很健康，但三個月後把牠解剖，赫然發現牠已經全身都是同樣的結節病理變化。至此，結核病是個傳染病已然毫無疑問，問題只剩下是什麼微生物所造成的而已。

到了西元一八八二年，偉大的德國醫師兼微生物學家，細菌學始祖之一的海因里希・赫爾曼・羅伯・柯霍（Heinrich Hermann Robert Koch，西元一八四三－一九一〇年），成功的分離出結核病的病原菌結核桿菌，為醫學史上長達數千年的耗損病之謎劃下了最後的休止符。他因為這巨大的貢獻，得到西元一九〇五年的諾貝爾生理學或醫學獎。結核病的病因既經闡明，接下來科學家們就陸續的研發出針對結核菌的種種檢測方法、疫苗，以及藥物、抗生素等等。

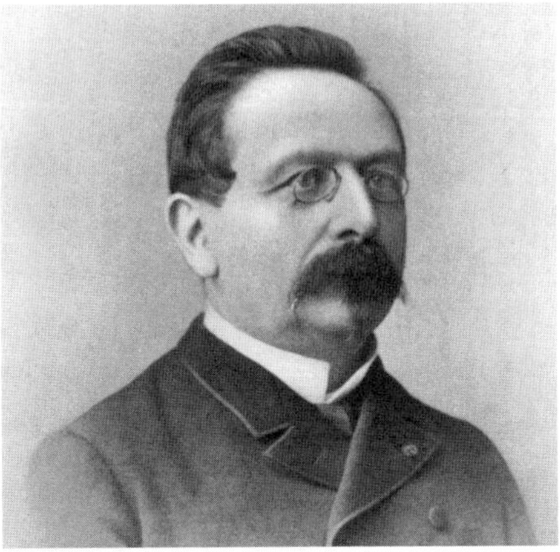

證明結核病是傳染病的吉恩－安托萬・維勒曼醫師。

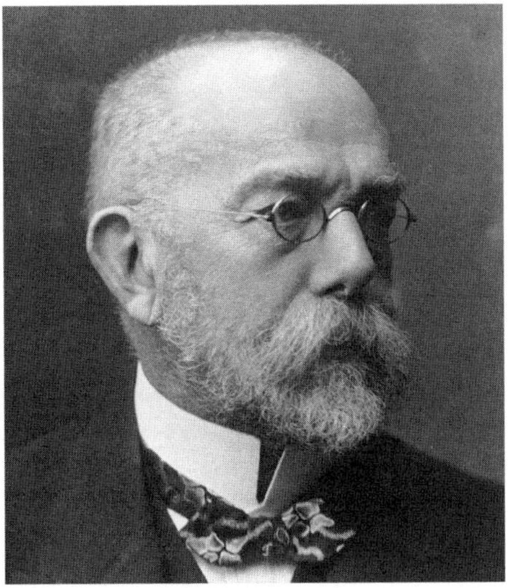

分離出結核病原菌的海因里希・赫爾曼・羅伯・柯霍醫師。

在結核病還是一種高死亡率，帶走無數年輕生命的絕症的時代，不消說，人們對這個病應該視為洪水猛獸，只有滿滿的恐懼囉？並不是那樣的，人心與世事真是充滿了驚奇。十八到十九世紀間歐洲的年輕男女們，對結核病不但不怎麼怕，還把它與「美」跟「浪漫」連結起來，對它的印象好得很。如果當時有網路社群的話，一定會有網紅出來疾呼：「耗損病是時代的新性感！」然後幾十萬人按讚。大詩人拜倫（George Gordon Byron，西元一七八八—一八二四年）沒有得到結核病，頗引以為憾，對朋友說：「我想要死於耗損病。」朋友問為什麼，拜倫答：「這樣一來女士們就都會說：『看那可憐的拜倫，將死時長得多麼好看！』」原因何在呢？這跟結核病對患者外觀的影響有關。

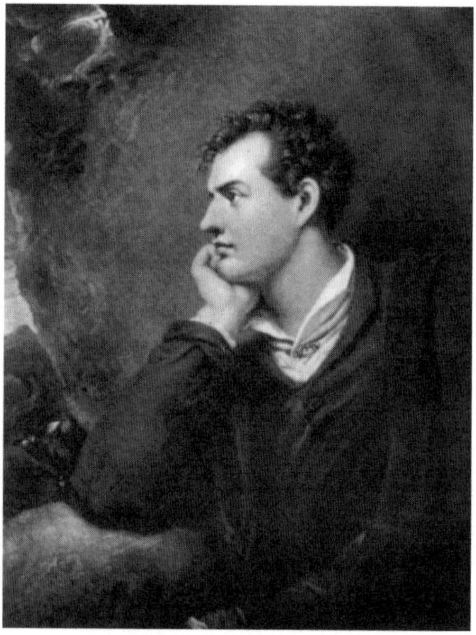

羨慕耗損病患者的大詩人拜倫。

結核病好發於年輕人，年輕男女的姿色本來就不錯，而結核病會進一步的幫他們「塑形」。首先，結核病會讓人越來越瘦，看起來楚楚可憐，如果當時有手機玩團體自拍的話，結核病患者永遠會是當中臉最小的那個。再來，他們的皮膚會變薄變細，有點半透明，再加上過度的蒼白，呈現類似玉的質感。而在那蒼白背景的削瘦臉龐之上，卻又因為經常的微燒，而有著分外顯眼的紅暈雙頰和紅唇，以及一對水汪汪的大眼。前面提過的林黛玉跟茶花女，就都長成了那個樣子。這種病態美，加上結核病提醒人們生命短暫稍縱即逝，對當時年輕人的浪漫情懷顯然有著不小的刺激。結核病的「意外收穫」甚至帶動了整個歐洲的審美觀，於英國維多利亞時期達到了巔峰。仕女們用緊到無法呼吸的束腹來綁出纖細到不科學的腰肢，模仿耗損病患者的削瘦，再用白粉抹出一張蒼白的臉，用胭脂塗出紅暈的雙頰跟嘴唇。

知道了疾病的病因，才有辦法應付它。十九世紀之後結核病的盛行率與死亡率持續的下降，除了因為有效的藥物治療逐漸問世之外，更重要的因素可能是大眾懂得了如何預防，加上物質生活條件普遍的改善，比起之前更能享受到「吃得好」，「海上旅行」，以及「新鮮空氣」的優質生活吧。時至今日，結核病並未絕跡，尤其在世界上一些衛生條件以及物質資源比較不足的地區，結核病依舊是滿重大的公共衛生問題，但卻已經是個完全可以治癒的疾病，跟往昔的絕症身分不可同日而語。一種貼近死亡而生的時代美感，也就隨之走入了歷史。

Part 2

醫學觀念演化談趣

巫術與醫術

巫術與醫術有著剪不斷，理還亂的關係……

現代醫學望之儼然，滿滿都是高端科學與技術，讓人很難想像，醫學的歷史雖然很長，但它與科學和理性相結合只不過是近兩三百年的事而已。在科學出現以前的漫長歲月裡，人們在判斷什麼是「真相」的時候，並沒有客觀的量尺可以參照，只能憑著前人流傳下來，或當代權威人士提供的說法而已。而古人的迷信又特多，所以在古代醫學中，玄異超自然的成分就還滿重的，當時的人也都不以為怪。

其實溯其淵源，人類社會早期的「醫師」與「巫師」根本就是同一個人。因為巫師掌管神祕的超自然事物，專業是在靈界與人間來往無礙，溝通幽冥，斷言禍福，占卜吉凶，祈福禳災。而在遠古時期，所有的疾病都是神祕的超自然事物，牽涉到神鬼、魔法，與巫術，沒有人為的解法，只能訴諸神靈，是以巫師即是醫師，必須為人治病。後來要等到哲學思辨風氣興起，漸與原始迷信分庭抗禮，巫與醫才終於一分為二的。這樣的傳承因素，讓許多即使已經脫離了原始部落架構的偉大古文明，仍然用看待神鬼災厄的同樣態度，來看待人的健康與疾病。

古代的「巫」既然能交通鬼神，又能替人治病，自然就會受到人們的崇敬囉？有時是這樣沒錯，但未必在任何時候或任何地方都是一樣。因為所有超自然的神祕力量，在人們的眼中都是一把雙面刃，可以用來幫人，當然也有辦法用來害人，而且害起人來無聲無形，防不勝防，比起有形的武力要可怕得多。因此每當某些難以理解的禍患發生時，平時被依賴的「巫」反而有可能成為被嫉恨和報復的對象。

比方漢朝的漢武帝時代，後宮之中以及朝廷之內充斥巫蠱的傳言，許多人利用這個迷信來打擊異己。正值漢武帝晚年多病，深信巫蠱之說，疑心自己身體不好會不會就是被人用巫蠱所害。正好寵臣江充曾得罪太子劉據，深怕將來太子當了皇帝自己會遭殃，就進讒言說這恐怕是武帝身邊的人幹的，然後成功的栽贓給太子，引起軒然大波，發生內戰。最後太子被逼自殺，國家元氣大傷，史稱「巫蠱之禍」。事後真相大白，漢武帝追悔莫及，族滅江充全家，誅殺大批相關人等，但傷害已經造成，無可補救。這件事告訴我們，古代中國人對「巫」的感覺與態度是兩極化的，自己的身體健康出問題時，可能需要巫來治病，但也可能懷疑這本來就是巫搞的鬼。

並非只有皇帝與貴族受到這種迷信的影響，古時候巫術與疾病的連結深入人心，甚至進入了正統的醫學領域，揮之不去。古代中國醫學從《黃帝內經》開始，就把「祝由」（巫術）列為正規的醫療方法，所以傳統中醫的科別當中，就堂而皇之的包括了「祝由科」。台北故宮博物院典藏了不少古代醫書，都有探討「蠱毒」的專章。比方隋代巢元方等所著的《諸病源候論》說：「凡蠱毒有數種……多取蟲蛇之類，以器皿盛貯，任其自相啖食，唯有一物獨在者，即謂之為蠱……隨逐酒食，為人患禍。」是描述蠱的製法。又說：「著蠱毒，面色青黃者，是蛇蠱，其脈洪壯。病發之時，腹內熱悶……肝鬲爛而死。」是說病人中了某類的蠱會表現出某種特定的症候。另外一本唐代王燾所著的《外臺祕要》說：「中蠱令人心腹切痛……不即療之，食人五臟，盡即死矣……取鼓皮一片，燒灰末以飲服，病患須臾自當呼蠱主姓名……病愈矣。」這段是說中蠱的人吃了鼓皮燒的灰，揪出下蠱的那個壞蛋，病就好了。這表示在中國古代的「醫學家」眼中，巫術是合情合理的疾病成因，要對付這些超自然操作所引發的疾病，就必須以毒攻毒，採用同樣玄乎的治療才行。

中西的文化背景固有不同，人心卻顯然很相似。在西方的早期，比方古希臘、古羅馬時代，也都經常看見巫師在醫療上活躍的身影。傳承自古希臘的正統醫學體系，對這種「旁門左道」固然嗤之以鼻，但庶民百姓卻常對之深信不疑。原因很單純，因為當時所謂的「正統」醫學理論也純屬幻想，並沒有比巫術高明到哪裡去，效果當然也不可能比人家更有效。隨便舉個例子：「醫療占星術」。

試想一下：有一天你頭痛得很厲害，去看醫生。那位看起來飽學而文質彬彬的醫師，問了你的出生日期，再問了你頭痛發作的日期，掏出筆來，在病歷紙上畫出一個複雜的星盤，然後和氣的向你解釋，你的頭痛是因為太陽進入了牡羊宮的關係。他會處方給你一個銅製的金星護符佩帶，另外再開些月桂葉與胡椒的製劑讓你服用。你會不會懷疑自己跑錯了機構，或是誤入了整人節目的場景？

然而，這樣的場景，卻曾在很長的一段年代當中，是西方正規醫學的日常。將星座與人體的健康與疾病掛鉤，由來久矣。遠古希臘的神話、星象、哲學與醫學之間的界線，本來就不是那麼的清楚。可是有意思的是，醫學與星象之間的糾葛，在希波克拉底之後還持續了長達兩千年之久。星象學以「醫療占星術」（medical astrology）的形式，在西方正統醫學穩穩地生了根，其間又吸收了從阿拉伯傳入的東方占星術養分，日益茁壯，於中世紀晚期到文藝復興時達到高峰。

醫療占星術將人體的健康與疾病，與天上的黃道十二宮以及各個行星的位置，做出了密切的關連，並且清楚明白，非常的好用。比方說，牡羊座對應了頭部、臉部，還有腦部，巨蟹座對應了胸部、乳房，以及消化道，太陽跟心臟與生命力相關，火星則跟肌肉、腎上腺、嗅覺與味覺相關。掌握了這些規則，就不難為任何一種身體的不適找出該負責的星象變化，以至於

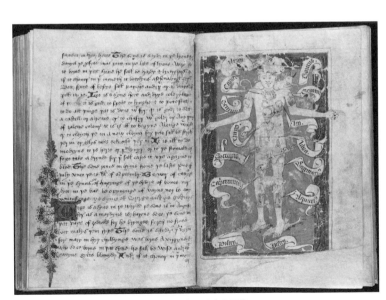

西洋古代醫書的醫療占星術。

解決之道。古希臘的「西方醫學之父」希波克拉底（Hippocrates，西元前四六〇—前三七〇年）醫師就說過這樣的一句話：「不懂占星術的醫師，最好稱呼自己傻瓜而不是醫師。」因此古歐洲有專門教授醫療占星術的學校，那時的醫師要儘可能的前去進修學習，就像今天的醫師需要熟悉人體生理或是手術技術一樣，以免自己被當成傻瓜。

回來說巫術。既然古西方的正統醫學是長成這副模樣，並沒有多值得信任，那麼古早流傳下來的巫術醫療，自然就擁有了與之分庭抗禮的市場。尤其巫醫也未必全然胡說八道，只懂得念咒畫符而已。他們根據代代相傳的經驗傳承以及親身試驗，頗懂得一些疾病的特徵以及草藥的藥性，確實可以治好一些小毛病，就跟我們傳說中的「神農氏」一樣。至於那些場面上的唸唸有詞，故弄玄虛，不過是市場需要的宣傳手法罷了。所以，在西方醫學史的早期，巫術可視為是正規醫療之外的另一種自由選擇，也許有效也許無效，但很少會被視為一種心存不軌的害人伎倆。而這一點，在中世紀來臨之後產生了很大的變化。

中世紀的歐洲，絕對不是一個一般人能夠幸福過日子的所在：平均壽命奇短，衛生環境奇糟，疾病死亡率奇高，一個人生了任何疾病，基本上只能聽天由命。尤其一旦有厲害的流行病（比方十四世紀的黑死病）發生時，經常就是個整村，整城全滅的局面。

猶有甚者，當時正是基督教會的權力凌駕於國家之上，執掌絕對真理的時代。他們對疾病的解釋，不外「罪」與「天罰」，但當太多無辜的人沒來由的因為疾病喪命時，對宗教的說法自然會開始懷疑，等同於對教會威權的挑戰，這是教會最害怕的事情。他們的應付方法，一個是加強洗腦以及鉗制言論，另一個則是找個替罪羊。西方的「巫」們，就是從這時開始倒了大楣。

本業溝通神靈，副業替人治病，形象原本滿中性的巫，在此時被一神教的基督教會硬是扣上了邪惡與害人的帽子，這個說法是有《聖經》作為依據的。基本上，任何擁有奇異力量的巫，都是因為與「惡魔」做了交易，或是被惡魔附身的結果。正因為他（她）們的超自然力量來自於惡魔，所以施術不可能是為了別人的好處，巫師們透過可怕的儀式（例如獻祭嬰孩）得到魔鬼的力量，不外是要用來危害善良的基督徒，來削弱上帝的信用。所以哪兒要是出現了什麼怪病，死了很多人的話，這就一定是巫師在作怪，大家一定要更加堅定基督的信仰，把這些邪惡的壞蛋揪出來，好好的懲罰才行，這叫作「獵巫」。持續好幾百年的宗教法庭，酷刑逼供，以及花樣百出的死刑手段，正是獵巫的副產物。

大家都聽過西方童話故事或看過電影，所以很熟悉「巫婆」這個概念，知道她們都很邪惡。但不知有沒有想過，童話中的巫婆，為什麼都是些長相醜陋，缺牙駝背的老嫗，在火堆上支著大鍋，丟些奇怪甚至恐怖的材料到裡面去熬煮？這個巫婆的形象，其實是中世紀的醫學界結合宗教界發動的一段血腥鬥爭史的遺蹟。

從遠古開始的西方醫界，醫師就絕大多數都是男人，但一直到十三世紀以前，醫學並不是男性的專利，也有少數的女性醫師獲得很高的聲譽。此外，非正規的民間醫療行為也很盛行，那更是女性們活躍的醫療市場。古代的女人通常沒有機會受到正規的醫學教育，但她們平時就比較熟悉各種野外植物的特性，並且經由口耳相傳，可以得到不少關於植物藥性的知識，所以就懂得熬製各種草藥，來解除人們的一些病痛。在古代的西方，對這類女性治療者（healer）的市場需求其實相當的大。

我們要了解，當時學院出身的正規醫師（幾乎都是男性）收費是非常昂貴的，可以說只有富人才看得起病。一般庶民百姓生了病，除了聽天由命之外，最好的選擇就是這些以女性為主的「草藥醫生」。特別是在婦產科的領域，例如安胎與助產，女性從業者更是比較受到同為女性患者的信任，具有性別上的優勢。更重要的，當時所謂的正規醫學與正統醫師，基本上都服膺「四體液說」那樣的胡說八道，療法就是放血以及一些無效甚至有害的藥物，反倒是民間那些草藥婆婆們根據「經驗法則」所做的治療嘗試有時見效（或者說起碼危害沒有那麼大）。可想而知，他們之間就產生了生意上的競爭。競爭意味著利益的削減，此一危機在十三世紀達到了新高度，讓學院出身的男性醫師無法再坐視下去。

喜歡醫療劇的朋友，應該都熟悉劇中那些勾心鬥角的激烈手段，知道有些醫師聰明又心狠手辣。歐洲中世紀的醫師們想必也是一樣，他們在面臨民間草藥女醫生的威脅時，想出了一個非常有效的根絕辦法。醫學界聯合了勢力龐大等同國家的教會，否定了女性接受醫學教育或從事醫療

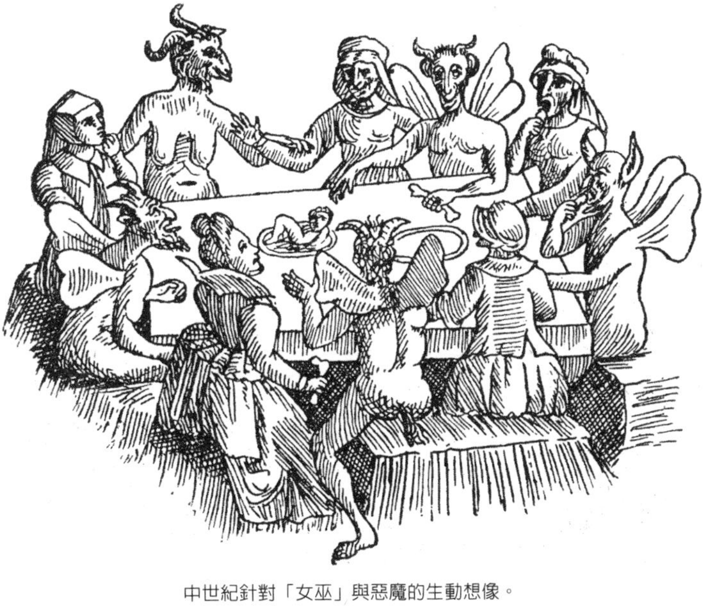

中世紀針對「女巫」與惡魔的生動想像。

行為的權利，所以差不多從十三世紀開始，女人幫人看病就是非法的，只能偷偷摸摸的進行。但上有政策，下有對策，這個手段並不能達到預期的禁絕效果。因此正統醫界就想出了更狠毒的釜底抽薪之策，趁著當時教會的瘋狂「獵巫」勢頭，與教會發表聯合聲明，宣稱這些女醫生都是「女巫」，她們的能力其實都是從惡魔得來的。

依據教會的邏輯，這很顯而易見：女人既然沒有受過正規醫學教育，當然不可能擁有治好病人的知識技術，所以如果她們有辦法改善某些人的病痛，只可能是靠巫術無疑。而「能生人者亦能殺人」，前面說過，女巫既然是魔鬼同路人，不可能真的為別人好，所以要是哪個村莊有什麼怪病發生，或是被治療過的病人不幸死亡，那麼八九不離十就是這些女巫的邪惡勾當。這個邏輯當然漏洞百出，但古代的愚民跟現代的愚民並無不同，對沒有任何根據的權威說法還是深信不疑。

這個惡性醫療競爭，很不幸的朝著極度恐怖血腥的方向發展。在教會的偏執教條以及鄉民的迷信恐懼心理下，女性醫療者的存在越來越不能被容忍。在前後長達五個世紀之久的獵巫活動中，有數以萬計無辜的民間女醫被殺害，僥倖未死而遭迫害者更是不計其數。當時宗教法庭的判刑根據，往往只是這位「女巫」有用草藥來治療過別人，加上在嚴刑拷問下的本人或證人，供稱她確實受到魔鬼的指使而已。從此，這些在歷史上曾經風光一時的女性醫療者基本上消聲匿跡，她們被塑造為邪惡的化身「巫婆」，成為西方通俗文化當中反派的代表。巫婆的傳說形象之所以醜陋缺牙駝背，是因為有經驗的民間女醫生都有點年紀，古代人普遍營養不良又操勞過度，更談不上護膚，老得快。至於傳聞中她們總是用大鐵鍋煮一些怪東西，是因為她們經常都在熬製草藥的關係。所以童話中的「巫婆」，其實是教會與醫界為了毀滅競爭者所創造出的謠言。

沒有人有超自然的力量，世界上也沒有惡魔那樣的東西。巫醫的出現，是承載了人們不切實際的過度期望，而巫醫的受害，則是蒙受了人們無中生有的被害妄想。在科學終於出現並且逐漸與醫學結合之後，「巫」能夠扮演「醫」的機會就越來越

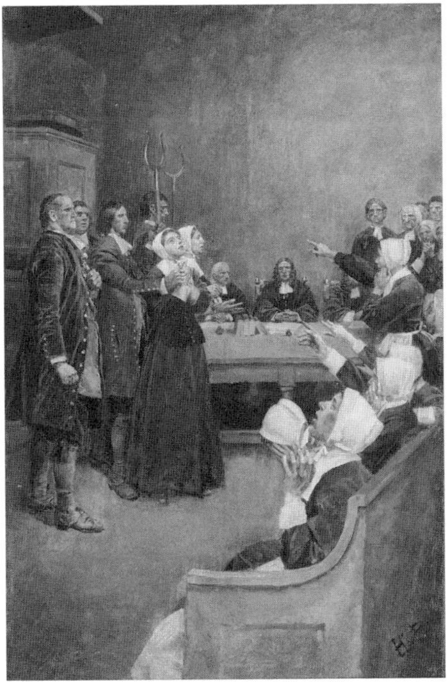

宗教法庭上爭相指證「女巫」。

少，但只要人們在健康上的過度期望與被害妄想仍然在，巫醫的角色就不會完全消失。所以即使在醫學十分發達的今日，國外仍然會看到自稱為女巫的人，以施法或草藥為人治病。國內也是一樣，巫術搖身一變而成為「民俗療法」，繼續滿足許多人的心理需求。不過畢竟時代在進步，理性在普及，耽誤正規醫療的害處姑且不論，起碼今天的巫與巫術已經不可能再導致「巫蠱之禍」那樣的國家動盪，也不可能再掀起「獵巫」那樣的腥風血雨。這證明幻想的本身並無善惡，只有結合了眾人的恐懼與愚昧方能為禍，而恐懼與愚昧總是攜手並行在黑暗之中，只有理性才能帶來光明。

鍊金與煉丹

長生的妄想，創造了中國的「仙丹」與西方的「賢者之石」……

醫學的任務是什麼？照理說，應該是在「力所能及」的範圍之內，解決能夠解決的病痛，增進人們的健康吧？我們不該忘記，有史可稽的醫學存在人類社會中最少有好幾千年，但時時都在變化，發展與進步，所以經常會有「今是昨非」的情況。古代社會還沒有經歷科學洗禮的時候，期待古人懂得病並治得好病，未免太強人所難。人會生各種病，病情有輕有重，有的能治有的不能治（古時候大多不能治），這是當然之理。但人一急起來都是不講道理的，所以會對醫學產生不切實際的期待，而且在越原始或越落後的社會當中，這種不切實際的期待更嚴重，絕對聽不進「沒辦法」，「沒法治」這幾個字。這逼著古時候的醫療提供者假充萬能，走上玄虛一路，有時會搞到分不清什麼是醫學，什麼是玄學甚至神話的地步。

魯迅寫過一篇小說〈父親的病〉，說到家人延請名醫替父親治病，醫生開的草藥沒什麼特別，但要求要加上各種奇特的「藥引」，包括「冬天的蘆根」，「經霜三年的甘蔗」，「蟋蟀一對，要原配，即本在一窠中者」，「平地木十株」等等。什麼是「藥引」？它負責把各種草藥的藥性引導到身體的臟腑病灶，換句話說，就算有再好的藥，若是藥引用得不對也不會有效。醫生為什麼要指定那麼些奇怪難尋，甚至不知所云的藥引？顯然就是替自己預留後路：病人病情沒有起色，一定是病家沒找到或找錯了藥引，不是我的醫術不精也，這種行徑把魯迅氣到不行。

除了治癒不治之症外，古人對醫學還有更加不切實際的期待，就是「長生」。有兩件事顛撲不破：一是人生而有死，二是絕大多數人都不想死。這樣無可奈何的矛盾，就導致了兩種行為：一是鬼神的信仰，二是長生的追求。前者寄望於死亡之後尚有靈魂，後者盡量延後死亡。人想藉著「養生」與醫療盡量延後自己的死亡，實屬人之常情，但若試圖活到遠遠超過正常人的壽命，甚至永生不死，那就是妄想。可是在中西古代，都曾經有很多人把這個妄想付諸行動，甚至形成「學問」。為什麼呢？因為在科學出現以前，人們對大自然與自己肉體的認知都非常淺薄，幾近於零，觀察到大自然是那麼的悠久，而自己是那麼的短暫，就起了一種奇想，要用某種方法從大自然「借」來力量，可以「與天地同壽」。中西古代醫學系統不約而同的「天人感應」觀念，正好助長了這樣的妄想。

在西方，照這個思路發展出來的學問技術叫作「鍊金術」（alchemy）。鍊金術的歷史可能超過兩千年，它的理論基礎是由古希臘的水、土、火、氣「四元素說」而來。由於宇宙的一切物質都由這幾種基本元素構成，因此只要掌握了每種物質的元素構成與比例，並且想辦法操控這些構成與比例的話，就能自由的把一種物質轉換成另一種物質，甚至創造出新的物質。鍊金術士就是擁有這種神祕知識與技術的專業人士，把不值錢的破銅爛鐵轉變成貴重的黃金，對他們來說不過小菜一碟，所以鍊金術的初級本領就是讓人發財。不過真正偉大的鍊金術士志不在這種兒戲，他們要鍊的不是黃金，而是比黃金貴重不知多少的東西——人的身體與靈魂，讓人達到完美與永生。

中世紀的法國有一位傳奇的鍊金術士尼古拉．弗拉梅爾（Nicolas Flamel，西元一三三〇—一四一八年），據說已經製造出鍊金術的終極產物——「賢者之石」（philosopher's stone）。賢者之石是鍊金術界最神祕也最崇高的聖杯，能將任何金屬變成黃金固不待言，更重要的是它能醫治百病，並讓人長生不死。這賢者之石後來成為J. K.羅琳的小說《哈利波特》系列中的「魔法石」，而尼古拉．弗拉梅爾同樣也成為該小說中的一位傳奇人物。此外，日本知名動漫《鋼之鍊金術師》除了也常提到賢者之石外，還編造了鍊金術最大的禁忌「人體鍊成」，能創造出結合身體，精神，與靈魂的活生生的人出來。這些奇妙情節倒不是憑空捏造，都是從中世紀流傳甚廣的鍊金術傳說加油添醋而來。

鍊金術理論與身體醫學的融合，在瑞士醫生兼

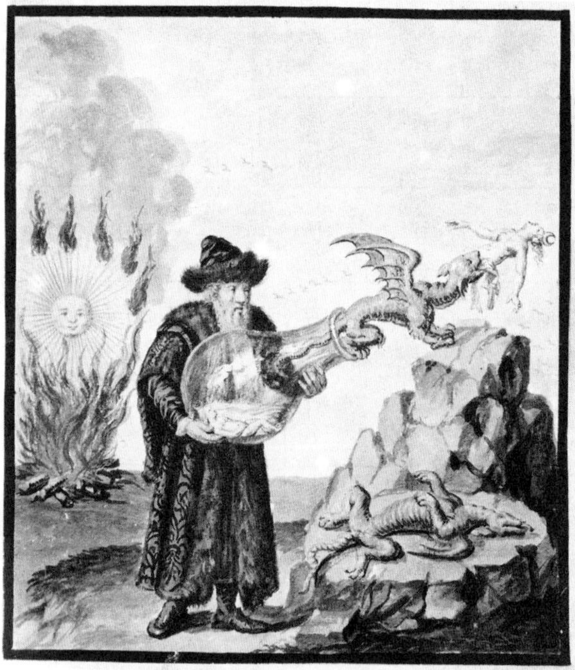

鍊金術士掌握物質甚至生命的奧祕。

鍊金術士帕拉塞爾蘇斯（Paracelsus，西元一四九三—一五四一年）的手中達到高峰。他認為，鍊金術的真正價值不在製造黃金，而是在製造靈藥。人體疾病多由元素之間的不平衡，也就是過多或過少所引起，那麼只要搞清楚每一種疾病分別由怎樣的不平衡所造成，就可以用鍊金術鍊就相對應的藥品，來恢復那種平衡，任何病都沒有治不好的道理。

像帕拉塞爾蘇斯這樣的鍊金術醫生的想法，以今天的科學眼光來看，顯然想像力太豐富，有自說自話之嫌，但事實上，在醫學史上也有其不可磨滅的價值。為什麼呢？在鍊金術觀念涉足人體領域之前，西方醫學對人體與疾病的想像，只有體液理論與鬼神巫術而已，鍊金術則提供了另外一條化學（當然，當時還沒有真正的化學就是了）的思考方向。後來的事實證明，用元素的化學變化來理解人體與疾病，要遠比哲學或玄學路

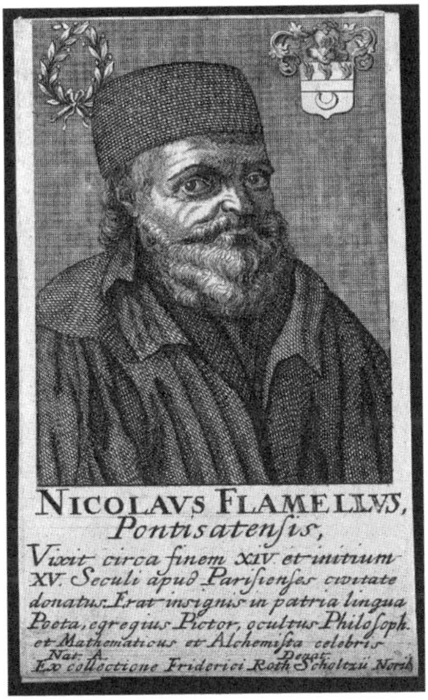
NICOLAVS FLAMELLVS,
Pontisatensis,
Vixit circa finem XIV et initium XV. Seculi apud Parisienses civitate donatus. Erat insignis in patria lingua Poeta, egregius Pictor, ocultus Philosoph. et Mathematicus et Alchemista celebris
Ex collectione Friderici Roth Scholtzii Norib.

造出「賢者之石」的尼古拉・弗拉梅爾。

線正確得多。

非常巧合的，中國古代也有跟西方鍊金術幾乎一模一樣的學問，叫作「煉丹術」，並有著跟西方鍊金術士幾乎一模一樣的人物，稱為方士或道士。方士運用煉丹術做些什麼呢？下焉者把賤金屬轉化為貴金屬，稱為「黃白術」（黃指黃金，白指白銀），上焉者則煉出靈藥仙丹，治癒百病，甚至讓人長生不死。煉丹術與鍊金術相一致的程度，讓人懷疑彼此是不是有著共同的來源，甚至根本就是從中國流傳到西方的，因為中國煉丹術的歷史紀錄，比起西方的鍊金術還要更早一些。

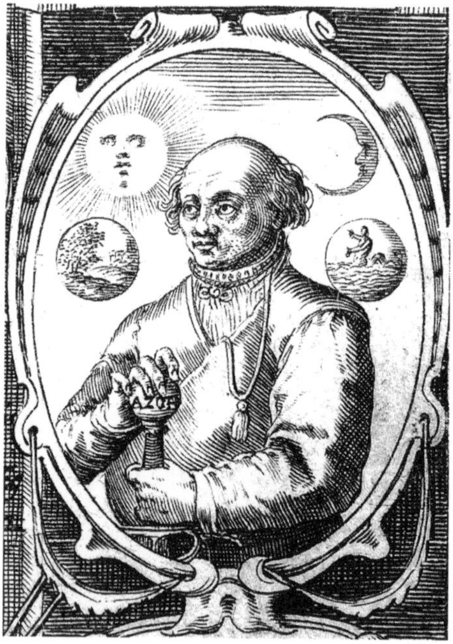
鍊金術醫生帕拉塞爾蘇斯。

中國最早受到方士影響的標竿人物是秦始皇。有個名叫徐福的方士向秦始皇上書，說海中有三座神山，名叫蓬萊、方丈，與瀛洲，上面住著仙人。徐福向皇帝申請了大量經費跟幾千個童男童女，坐船出海去求仙，後來一去不返。這應該是史上最早記錄到的詐騙集團案件。幾千個童男童女的陣仗，哪是要求仙？根本就是在搞移民。秦始皇雄圖大略，建樹頗多，照理說不應該是個笨蛋，怎麼會這麼容易中招？一來是當時的人普遍迷信，皇帝也不例外，二來是人在擁有了一切之後就捨不得死，所以禁不住長生說法的誘惑，寧可信其有，讓渴望蒙蔽了理智。既然求仙不得，秦始皇就另尋他法，很努力的吃著其他方士兜售的「仙丹」。

治百病又讓人長生不死的仙丹，中國古代還真的有不少人相信，這跟西方人相信「賢者之石」是一樣的道理。其製作過程也大同小異，基本上就是用方士的祕傳技術，將自然界的物質混合冶煉，操控其元素的組成，讓它進入人體後改變肉體短暫易滅的特質，賦予堅固長存的屬性。

杜甫寫過一首詩〈贈李白〉：「秋來相顧尚飄蓬，未就丹砂愧葛洪。痛飲狂歌空度日，飛揚跋扈為誰雄。」當時是唐玄宗天寶四年（西元七四五年），前一年李白四十三歲，剛被唐玄宗良性開除，「賜金放還」，離開了長安，拿著遣散費四處遊蕩，在洛陽認識了三十二歲的「大齡落榜無業青年」杜甫，造就了聞一多先生所歌頌的「青天裡太陽和月亮碰了頭」的兩大詩人的邂逅。之後兩人又招了另一位大詩人高適，三人成團，自助旅遊了好一陣子。次年杜甫再度往尋李白，又一次親密結伴遊蕩，「醉眠秋共被，攜手日同行」，這次分別之後，兩人一生再未相見。

上面那首〈贈李白〉中那句「未就丹砂愧葛洪」的來由，是李白本來就醉心於修道成仙，當時無業的杜甫也跟著動過修道的念頭，「丹砂」就是方士或道士煉仙丹的原料。只不過嚮往歸嚮往，說歸說，混了許久，誰也沒有真的拋去俗念，認真修道，所以才說「愧葛洪」，葛洪是誰？他是晉朝的出名道士，著有《抱朴子》，是道教的頭面人物。「丹砂」就是硃砂，主要成分是「硫化汞」，方士煉出來的仙丹都含有大量的汞（水銀），而汞有劇毒。雖然杜甫與李白因修道不成而內心有愧，但還好他們沒有真的去修道煉丹，要不然這段美好的情誼，可能會終止於汞中毒死亡。

秦始皇就是一個典型的服用仙丹以求長生，卻適得其反的例子。經常服用方士所煉的丹藥，得到汞中毒的機會不小，汞累積在人體裡面，主要傷害的是腦神經系統與腎臟，引起思考遲緩，智能退化甚至癲狂，平衡感喪失，腎衰竭等等。那麼，秦始皇的種種倒行逆施行徑，以及後來盛年暴卒，有沒有可能就是汞中毒所造成的呢？另外，約略與葛洪同時期的魏晉「名士」們，好清談，好玄虛，服用丹藥丸散也是常事，他們的一些看似癲狂的言行舉止，恐怕有部分也跟腦神經中毒脫不了關係。《古詩十九首》當中有兩句話：「服食求神仙，多為藥所誤。」意思就是說很多人吃仙丹想成仙，結果反倒被藥害死了，這表示當時的人對這一點是有自覺的。只不過信者恆信，再多現實中的反面教材，也抵不過人們對長生的迷信與執念。

古人把各種動植物當成藥材，試圖用來治療疾病，促進健康，甚至延長壽命，想法很可以理解，因為動植物本來就在人類的食物範圍當中，某一些因為含有特殊成分，會造成生理的特別反應，古人自然就會把它們拿來當作治病之用。但是像硃砂這樣的礦物呢？怎麼會有人想到把礦石拿來磨一磨，煉一煉，吃到自己的肚子裡面呢？這牽涉到一種微妙的心理：人壽有時而盡，動植物也會自然消亡，唯有礦物金石看起來永恆不變。《古詩十九首》有云：「浩浩陰陽移，年命如朝露。人生忽如寄，壽無金石固。」可見古人很早就遺憾生命有限，羨慕金石長存，從而衍生出一種幻想，就是把礦物吃下肚去，也許就可以吸取它們的耐久特質，讓自己長生。前面提到的那位祖師級道士葛洪，就把這種心理在他的著作《抱朴子》中寫得很清楚。他說：「世人不合神丹，反信草木之藥，草木之藥埋之則腐，囊之則爛，燒之則焦，不能自全，何能生人乎？」就是說，植物自己都自身難保，很快就爛了，有什麼資格幫人長生？還是永恆的礦石可靠。他還說：「食金者壽如金，食玉者壽如玉」，也都是基於這種心理而發，言之成理的胡說八道。

煉丹的方術，從長生的幻想出發，被標榜長生養生的道家，方士們奉為圭臬，而在沒有科學的古代，信仰，玄學，與醫學間的畛域並不分明，它也就順勢進入了古代的正規醫學系統。比方李時珍的《本草綱目》中，就有「金石」部。舉個例子：黃金。《本草綱目》說黃金的療效是：「鎮精神、堅骨髓，通利五臟邪氣，服之神仙。」即使到了今天，也有人對此深信不疑。近年盛行過一陣食用黃金的風氣，好像先流行在日本，接著傳到台灣，就是在各種料理或甜點上鋪上金箔或撒上金屑，為了把黃金吃下肚後，能達到某種神祕的療效。其實黃金是自然界最不活潑的金屬之一，既不能被消化，更談不上被吸收，吃下去只會原樣排出，除了能讓我們的大便閃閃發光，貴氣逼人之外，對人體全無作用。

以幻想為基礎的醫學，最大的問題不是沒效，而是有害。前面提過，許多欲求長生的古人，反而因服用仙丹而短命。煉丹觀念一旦進入了醫學系統，許多有毒的礦物成分諸如汞，鉛，砷，硫等等，也就堂而皇之的成了藥材，擔負起治病的任務，一直到今天。自古以來，除了為求長生而服用丹藥的道友之外，為了治病而服藥的病人，同樣也免不了中毒的命運。之前在台灣的新聞媒體上，硃砂與鉛丹頗出了一陣子風頭，就是因為有知名人士的家族，服用了含有這些礦物藥材的昂貴中藥，造成集體中毒，後來案子越滾越大，查出來受害者頗眾，大家才知道，效法秦始皇與魏晉名士的現代人亦復不少。

想方設法追求長生的古人絕對沒有想到，他們的後人既沒有鍊金也沒有煉丹，卻已經普遍得到了他們求之不得的長壽。拿歐洲的義大利為例，在十九世紀中期時，義大利人的平均壽命還不到三十歲，到了二十世紀初，平均壽命也才四十歲出頭，而現在二十一世紀初，義大利人的平均壽命卻已經超過了八十歲。換句話說，在短短的一百多年間，義大利人的壽命翻漲了二、三倍。怎麼辦到的？當然不是靠「賢者之石」。人類平均壽命變長的原因，是科學力量的介入：嬰兒出生時的死亡率以及其後的夭折率大幅下降，營養品質普遍提升，環境衛生進步，休閒時間變多，加上現代醫學讓許許多多過去的不治之症變成有法可醫的結果。

當然，有志長生的古人或今人，有興趣的可能不是大眾的平均壽命若干，而是讓自己活得越久越好。關於這一點，科學也已經給了我們一部分的答案。基本上，任何生物，包括人類在內，細胞內都帶著大自然刻印的衰老死亡密碼，時間到了就要離開。因為任何生物的生存目的，都是為了讓物種的群體延續傳遞以至長存，而不是讓個體永生，甚至唯有個體死亡，才能空出世界的位置與資源給下一代使用，這是當然的道理。目前科學家還沒能完全破解人類的這個密碼，所以不怎麼確定人類個體的最長「自然天年」到底該有多少，不過經由大量針對人類壽命的調查研究，我們今天對於如何避免在天年到達前提前死亡，已經有了相當的概念。

一個人想要活得久，他從父母得到的基因可能是個滿重要的因素，但因為這個因素比較複雜，目前對它所知有限，並且我們也沒辦法改變自己的基因，所以就先不去管它。其他已知的有助於避免我們提早死亡的重要條件，最少包括以下這些：

（1）要享受到現代的環境衛生及醫療科技：如此可以減少罹患傳染病及暴露毒素的機會，可以及早發現身體疾病，適切治療。當然，不可服用「仙丹」。

（2）過得去的社經地位：這看似無奈，但社經地位確實能決定一個人能得到多好的生活品質及醫療照顧。

（3）比較高的教育程度：這一點可能是因為較高的教育程度與較高的社經地位成正相關，但也可能是因為較高教育程度的人在遇到跟身體健康有關的問題時，能做出比較明智的決定。

（4）不抽菸，飲酒節制：這個毋庸多言，菸酒與許多縮短壽命的疾病相關。

（5）不要吃得太多：在動物實驗以及人類調查都發現，每天攝取的熱量太高對長壽是不利的。

（6）好的營養分配：以蔬果、堅果、種子、全穀類、植物油、魚類、禽肉為主體構成的「地中海型飲食」，有延緩老化，減少慢性疾病的效果。

（7）有運動習慣的人比較長壽。

（8）積極生活，有休閒嗜好，保持社交活躍，心境快樂的人比較長壽。

（9）睡眠時間充足而品質好的人比較長壽。

古人短命，是因為他們沒有長生的客觀條件，但因為他們有著長生的迫切渴望，因此才產生了以幻想為基礎的鍊金術與煉丹術，以及與之相關的醫學思想。這可以理解，無足深怪。理性與科學的進步是需要時間的，就連今天我們對壽命限制的理解，在一百年後的未來人眼中，可能很幼稚也說不定。現代人對長生有著與古人同樣的渴望，還擁有越來越巨大的科學力量，將來能做出什麼事真的很難說，古代鍊金術的「人體鍊成」與煉丹術的「長生不老」這些荒唐妄想，難保將來有一天不會因科學的突破而成為事實。

妙想天開的食療

有看起來像處方箋的食譜，也有看起來像食譜的處方箋……

西方有句流傳已久的老話：「人如其食」（You are what you eat.）。意思是說，人的身體狀況跟他吃的東西有很大的關係，正確的飲食才能增進人體的健康，避免疾病。這句話從直觀上看起來就很合理，大多人聽到了應該都是深信不疑的，問題是，什麼樣的飲食才是「正確」的呢？現代人擁有科學的生理知識，病理知識，以及營養學知識，對飲食與健康之間的關係有比較理性的認識。然而古人呢？不得不說，古人只能憑主觀想像。而且很妙的是，中西古人分別獨立發展出來的醫學系統，對食物與身體間關係的奇妙想像，竟然出奇地相似。

漢代問世的《黃帝內經・素問》說：「上古之人……食飲有節，起居有常，不妄作勞，故能形與神俱，而盡終其天年，度百歲乃去。」是說古代的人都能活到百歲，跟他們優秀的生活形態，包括適當的飲食習慣有關。聽古人講道理很有趣，他們振振有詞，好像很值得信服，但往往大前提就是假的。比方像上面這段，到底是誰說上古的人能活到一百歲來著？又到底是誰看到上古的人「食飲有節，起居有常，不妄作勞」來著？那是幻想，用幻想推論出來的道理，會是真的才奇怪。不過在古代，邏輯觀念似乎並不流行，所以大家常常會無條件的接受權威（特別會幻想的人）的看法，甚至奉之為圭臬。很多古代的學術（包括醫學在內）系統，都是這麼出現的。

古人既然認為飲食跟活得久不久有關，下一步必然就是幫人設計一下吃什麼對什麼好，可以治什麼病。中國古人在此處沒有客觀的資料可以憑依，所以照例走上了「天人感應」的老路，也就是「五行臟腑」理論。五行是金、木、水、火、土，人體的不同臟器分別屬於其中之一，那麼講到食療，就必須把每種食物的材料，口味，甚至顏色都編派出金木水火土的屬性，互相對應起來，就成了言之成理的理論體系。比方說脾屬於土，土是黃色，肝屬於木，木是綠色，然後因為木會剋土，所以肝會剋脾，一個人若是脾有毛病的話，吃黃色的食物顯然會有好處，吃到綠色的食物則可能沒那麼妙，依此類推。當然，除了五行屬性之外，古人陸陸續續推而廣之，還給各個食物賦予了「陰陽」、「虛實」、「寒熱」等等的其他特質，這樣一來，可以做的排列組合以及奇思妙想就更豐富了。

《紅樓夢》中的林黛玉身體不好，大家都知道，實際上有什麼病不清楚，也許是肺結核，常常咳嗽，有時還咳血。《紅樓夢》第八十三回，林黛玉又因為心情不好而發病，請來了王太醫，王太醫提筆寫道：「……肝邪偏旺，木氣不能疏達，勢必上侵脾土……肺金定受其殃……理宜疏肝保肺，涵養心脾，雖有補劑，未可驟施，姑擬黑逍遙以開其先，復用歸肺固金以繼其後……」這裡頭一連串的「肝」與「木」，「脾」與「土」，「肺」與「金」，還有它們之間的互相生剋關係，就是這個套路。同回書中，雪雁與紫鵑捧了一碗燕窩湯給林黛玉喝，也是因為燕窩「顧肺」。肺屬金，顏色是白，燕窩為什麼能顧肺？能想出的道理就是它白得可愛，白木耳也是一樣的道理。最好還白上加白，更有好處，比方杏仁燉燕窩，雪梨燉燕窩，都是流傳許久的顧肺聖品。只不過自古至今為了顧那麼多人的肺，不知有多少燕子為此無家可歸，也算造孽。

長期承襲這個思想體系的結果，就是一直到了今天，「進補」與「食療」仍然是咱們華人社會的大事。基本上，我們相信我們的身體時時都在作怪，要不然就是缺了什麼五行，要不然就是多了什麼寒熱，所以最好就是吃點什麼把它給「調」回來。比方說，冬天怕冷就表示體「虛」，體「寒」，解決之道當然就是吃些像薑母鴨，羊肉爐之類偏「熱」的食物。我有個朋友，進補了一個冬天之後，很得意地說他真的不再怕冷了，可是我怎麼看，那都是因為他吃胖了，皮下脂肪可抵得上一領大衣。

古代西方的哲學與醫學系統，對食物與健康的著墨絕對不遜於中國，而且思路幾乎一模一樣，同樣是人體內在小宇宙與外在大宇宙的交相感應，只不過使用的「專有名詞」不同而已。

「西方醫學之父」希波克拉底（Hippocrates，西元前四六〇—前三七〇年）說過一句名言：「不徹底的了解人，就不可能了解醫學。」話說得漂亮，但顯然是吹牛，因為希波克拉底醫師從來沒看過人的內臟，也完全不懂得人的生理，是要怎麼去了解人？他與同時代的其他醫學家們，對人體以及疾病的認知，純粹建築在哲學之上，稱為「體液學說」：人體是由四種體液構成——血液，黏液，黃膽汁與黑膽汁，它們與一年四季以及宇宙的水、土、火、氣四大元素有著密切的聯繫。血液的特質是「熱」與「濕」，黏液是「冷」與「濕」，黃膽汁是「熱」與「乾」，黑膽汁則是「冷」與「乾」。根據這個，體液的變化失衡，就是造成各種不同疾病的病因，而不同的疾病皆有其冷、熱、乾、濕的屬性歸類。例如憂鬱症就是典型的黑膽汁病，而婦科問題則大多屬於黏液病。

眼尖的人馬上就可以看出，它跟古中國醫學思想的相似之處：人體內在的「體液」就如同「臟腑」，外在的「四大元素」就有如「五行」，相關的「冷熱」，「乾濕」等屬性，也如出一轍。這套東西，後來被羅馬帝國最有影響力的醫師學者蓋倫（Galen，西元一二九—二一六年）承襲，獨領其後西方醫學風騷達千餘年之久，一直被當成學術真理，無

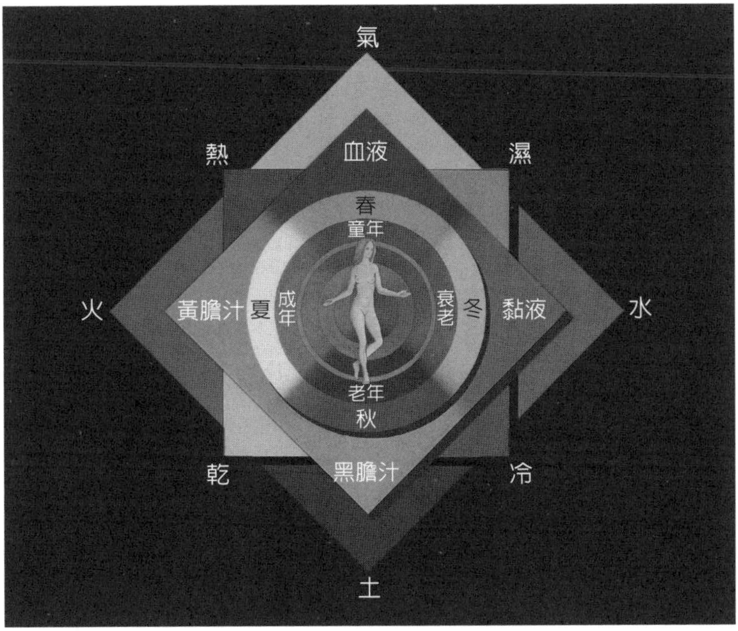

西洋傳統醫學的體液，元素，與天人感應。

人質疑。

體液醫學的觀念，隨著西方人「人如其食」的信仰，也廣泛的滲入了他們的飲食文化當中。了解各個疾病的不同屬性，自然就可以用對應屬性的食物來加以矯正。比方說龍蝦是水生的，牠的屬性是溼與冷，因此就適合給體質偏乾與熱的人，或生了乾熱屬性疾病的患者服用。鳥類在天上飛，野兔在地上跑，所以屬性就偏乾與熱，牠們的妙用就與龍蝦相反。而若是把鳥類跟龍蝦分別做成一頓晚餐的頭盤與副菜，彼此就能在保健上達到完美的平衡，並且還很好吃。在中世紀的西方食譜上，若是看到「平衡黃膽汁體質的菠菜乳酪塔」，或是「治療黏液病的兔肉羹」，是一點也不奇怪的。

食物本身的屬性會影響人的健康的觀念，一直到了文藝復興時代仍然廣被接受。比方在莎士比亞的名劇《馴悍記》（*The Taming of the Shrew*）當中，男主角彼特魯喬（Petruchio）為了教訓老婆凱瑟麗娜（Katherina），就把她正要吃的烤肉搶走，託言說這東西又熱又乾，對她原本的黃膽汁體質無異火上加油，所以不能吃，而且既然她是個黃膽汁體質，全部禁食餓肚子最妙。

這個戲劇橋段，顯示當時體液學說以及起因於體液學說的食療觀念深入人心。當時的醫師深信，藉著觀察一個人的外貌，氣色，還有脾氣，就可以判斷他是屬於哪一種體液過多的體質，容易生什麼樣的病，必須多吃什麼屬性的食物來調養，維護健康。舉個例子：血質（sanguine）的屬性是濕熱，對應的臟器是心臟，元素是氣，季節是春天，方位是東方，星體是木星。一個血質屬性（體內血液過多）的人，體型看起來胖胖的，膚色特別紅潤，性格偏外向開心，多話吵鬧，常常情緒激動。他容易得到的疾病包括腹瀉，流鼻血等等。所以為了健康，他應該多吃些能夠「消解血質」的料理。下面就是一道具有代表性的中世紀食療料理：

消解血質的蘑菇燉牛肉食譜

牛肉抹鹽及胡椒，蘑姑洗淨切塊，牛肉與月桂葉及薑一同放入鍋中，加適量水烹煮。肉半熟後加入蘑菇，根據牛肉切塊大小繼續燉煮二十到四十五分鐘。另起一鍋，放入扁豆，熱水，鹽及胡椒試味，大火煮滾後轉小火，續煮十五｜二十分鐘。移除月桂葉，將牛肉與扁豆一同裝盤。

這道料理光看做法就很好吃。根據當時的食物屬性理論，它的醫療原理則是牛肉，蘑菇，與扁豆都是屬於能夠「降低血質」的食材。不過我怎麼看都覺得，這道美食若是常常拿給長得胖胖又很紅潤的人吃，恐怕不太妙。

不僅僅食物的素材能夠影響健康，就連食物的調味都有學問。比方甜味的屬性是熱與濕，而酸味則是冷與乾等等。這樣一來，西方的「養生廚師」們就多了好多可以變化的花樣，若是再加上各種香料，事情就變得更為有趣。像大蒜這類具有刺激性的調味料，在屬性上是「熱」的，因此就能用來治療一些「冷質」的疾病。

中世紀以後航海術發達，歐洲人漸漸地富裕，不再滿足於傳統調味料的刺激。他們發現，在東方還有著一個奇異的香料世界。比方說胡椒，就不是歐洲的東西，必須要從亞洲，尤其是印度獲得。胡椒吃下去熱辣辣的感覺，顯示它的熱屬性遠遠超過傳統的歐洲調味料，所以它的療效排名就迅速竄升。例如風濕（關節炎）顯然屬於濕冷的黏液病，胡椒當然就成為治療風濕的首選香料。

為了從亞洲獲得包括胡椒在內的種種新奇香料，歐洲人對亞洲產生了濃厚的興趣。比方英國對印度先是做生意，繼而占領。反過來說，這些貴如黃金的香料也對歐洲的歷史發展產生了深巨的影響。例如從中世紀後期開始，威尼斯就壟斷了從亞洲進口胡椒的生意，得到巨大的財富，富裕的威尼斯人錢多到用不完，就慷慨的贊助當時優秀的藝術家們，間接促成了文藝復興的發生。所以我們可以這樣說，歷史文化的演變，甚至今天的世界版圖，都跟西方人的餐桌，以及他們所篤信的食物療效脫不了干係。

從歷史來看，西方的這套體質，疾病，以及食療的觀念，跟中國古代醫學的「虛實寒熱」，「陰陽五行」，「虛則補之，實則瀉之」，「上火」，「退火」的想法如出一轍，幾乎一模一樣。所以今天許多人說中醫怎麼樣怎麼樣，西醫怎麼樣怎麼樣，其實都是誤會。古代的西方醫學與古代的中國醫學之間的相似度，遠遠大過古代醫學與現代醫學之間的相似度，醫學沒有中西之分，只有古今之別而已。

為什麼古人對食物滿是玄學思維與奇妙想像？主要是因為，一直到十八世紀以前，人們並不真的知道我們為什麼需要進食。食物對生命的重要當然毋庸置疑，人沒有東西吃是會餓死的，吃的東西不夠是會生病的，但為什麼呢？其實古人對其原因一無所知。既然一無所知，就只好亂猜，在中西都是如此。這種情形，一直到了十八世紀科學萌芽並加速進展之時，才開始改觀。

食物在生物體的真正角色，是由法國的天才化學家，人稱「近代化學之父」的安東萬—羅倫．拉瓦錫（Antoine Lavoisier，西元一七四三—一七九四年）開始揭露的。他設計了一個能精密定量天竺鼠放出的熱能與呼出的二氧化碳量的儀器，與燃燒的蠟燭相比較，證明了他自己的理論：生物體是一具引擎，食物是燃料，這引擎所需的能量，就從燃燒（氧化）食物而來。是拉瓦錫首度告訴世人，食物無他，人體機器的燃料是也。

拉瓦錫證明食物是燃料，而這「食物燃料」的基本組成，則是在之後又累積了許多科學家的研究發現，到了十九世紀中方才確定：碳水化合物，脂肪，蛋白質，和水。德國化學家尤斯圖斯・馮・李比希（Justus von Liebig，西元一八〇三—一八七三年）以及他的學生生理學家卡爾・馮・沃伊特（Carl von Voit，西元一八三一—一九〇八年）與化學家馬克斯・馮・佩滕科弗（Max von Pettenkofer，西元一八一八—一九〇一年），還有沃伊特的學生，化學家威布林・奧林・阿特華特（Wilbur Olin Atwater，西元一八四四—一九〇七年）等人在這一領域有了進一步的突破。他們所設計的實驗，基本上確立了碳水化合物，脂肪，與蛋白質分別的熱量，以及

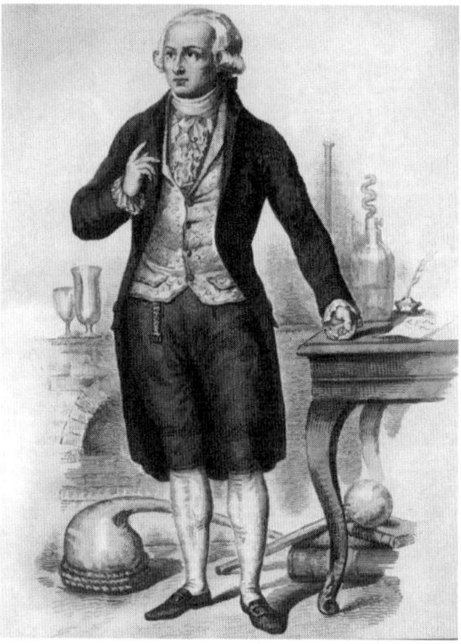
揭露食物能量之謎的安東萬—羅倫・拉瓦錫。

人體對它們的需求量。

科學家知道了食物基本上在做些什麼，我們為什麼需要食物之後，接著開始把興趣轉向了食物與健康和疾病的關係。比方說，碳水化合物，脂肪，與蛋白質若是不夠，能量不足，人固然不健康，但有些人明明就攝取了足夠的碳水化合物，脂肪，與蛋白質，卻仍然不健康，甚至還得到一些奇怪的疾病，這又是怎麼回事呢？食物當中除了這些基本養分之外，是不是還有些其他的東西對健康很重要呢？十九世紀到二十世紀間的科學家針對這方面獲得了很大的進展。

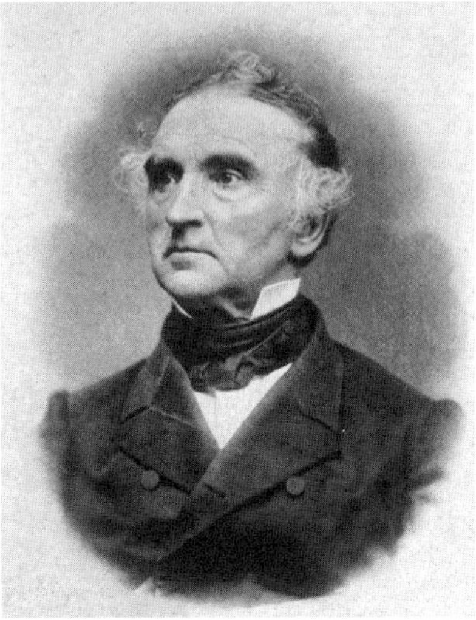

確定食物基本組成的尤斯圖斯．馮．李比希。

他們經過觀察與實驗，發現古時許多不可解的怪病，比方壞血病、腳氣病與軟骨病等等，都不是像古人所認為的那樣，因為傳染，毒素，或其他的玄奇因素所造成，而單單是食物中缺乏了某些必要成分的緣故，只要補起來就沒事。陸陸續續的，這些重要的「維生素」與「微量元素」在人體健康上的角色，也被一一的闡明。

中西的古人，好像都不能接受把人體看成一部機器，因為那麼想不體面。他們寧願相信，人在天地之間有著某種特殊的位置，受到「神」或是「老天」的特別關注。人體與天之間存在一種神奇的互相感應，或則陰陽五行，或則冷熱乾濕，而食物是這種感應的媒介之一。如果我們有機會見到古人，跟他們說：「人身就是一個爐灶，食物就是柴薪，這柴薪品質好不好，會影響爐火燒得旺不旺，久不久，爐灶容不容易壞，如此而已」的話，他們大概會瘋掉。正因為古人受限於「政治正確」的思想，讓他們在思考與人體或健康有關的問題時，總是在幻想中打轉，而沒有辦法接近事實。

近三個世紀以來的眾多科學家與醫學家們，已經相當清楚食物成分與身體健康之間的種種關連奧祕，發展出名為「營養醫學」的科學，確認食物不僅是生存所需，食物的良莠還影響著人體的健康。在「人如其食」的這個結論上，現代人與中西古人的想法不謀而合，但在正確性上卻相去不可以道里計。古人對於食物與健康間微妙關係的「why」（為什麼某些食物以及食物成分與特定健康狀況有關），「what」（哪些食物以及食物成分會影響什麼特定的健康狀況），以及「how」（如何利用食物以及食物成分來增進健康治療疾病）只能憑空想像，隨意決定，沒有客觀的認知，自然不會有正確的防治。唯有積累了數百年實證的現代科學，才能真正為人們體現「人如其食」這句古話的益處。

現代的醫學與營養學既已破解了食物與健康之間的諸多關連，現代人實在無需再緊抱著古人的哲學信仰，一廂情願的期待能用玄虛的食物屬性來保護自己。戰戰兢兢的想像各種食物的利弊，影響自己進食的心情，反倒無益於健康。進食的本質，是用適度的能量與營養素來維持我們的生命與健康，而進食的進階，則是用食物的美味與心情的愉悅來豐富我們的生活。開心的一餐，就是有益健康的一餐。無論你自認體質是屬寒還是屬熱，是黏液性還是黃膽汁性，一頓營養均衡，美味而吃著開心的餐點，永遠不可能是錯的。

疾病的天罰觀

人們曾經深信，疾病是因罪而招來的懲罰……

西元一四九四年的八月，好大喜功又充滿野心的法國國王查理八世（Charles VIII，西元一四七〇—一四九八年）率領五萬名傭兵大軍，大批輜重補給，隨軍廚子，醫務員，以及許多隨軍妓女，浩浩蕩蕩，意氣風發的來到位於義大利北部的拿坡里（Naples）王國，以摧枯拉朽之勢打敗了由王國國王阿方索二世（Alphonso II）所率領的烏合之眾，只用了半年時間，在西元一四九五年二月攻占了拿坡里王國，查理八世自封為拿坡里國王。

戰事底定之後，大軍展開了一場又一場的慶功以及狂歡。這歡樂的時間沒有持續太久，因為一種前所未見的神祕疫病，開始自查理八世的軍隊中出現，並且迅速地蔓延開來，散布到整個拿坡里王國。許多戰士因此而死，染病而未死的那些也造成了拖累，讓整個部隊的戰鬥力大大的下降。到了七月，由英國、神聖羅馬帝國、米蘭公國、威尼斯共和國、與教皇國所組成的聯軍前來「弔民伐罪」，在福爾諾沃（Forova）地區交戰，讓查理八世的正在被疫病折磨的大軍更加元氣大傷，不得不整個的撤出了義大利。

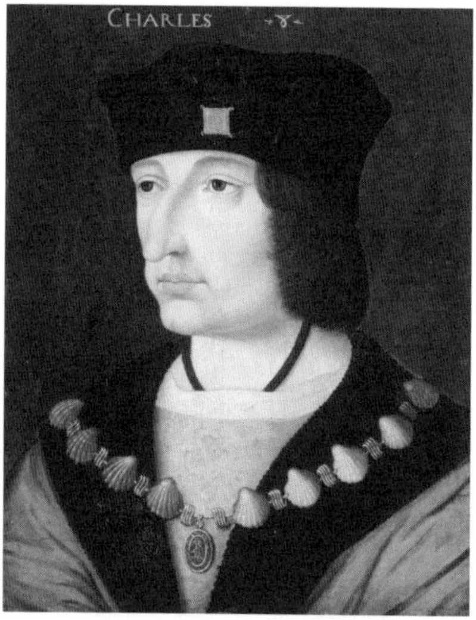

被神祕瘟疫害得打了敗仗的法國國王查理八世。

這場疫病並未止步於義大利境內。到了西元一四九五年底，它已經散布到了法國，瑞士，西元一四九七年到達英格蘭與蘇格蘭，於西元一五〇〇年時幾乎遍布了全歐洲。這病打哪兒來的呢？沒人知道。因此神聖羅馬皇帝馬克西米利安一世（Maximilian I，西元一四五九－一五一九年）宣布，這種病過去從來都沒見過，是上帝對人類褻瀆的懲罰。義大利主教阿戈斯蒂諾・朱斯蒂尼阿尼（Agostino Giustiniani，西元一四七〇－一五三六年）也絕望地寫下：「一種現今人們從來沒見過，從來沒聽過，也沒有任何祖先記載過的疾病，正在不斷的蔓延。」

這個怪病到底長什麼樣子呢？它先從生殖器上面的潰瘍開始，接著生殖器起紅疹，然後人會發燒，全身的肌肉骨頭都痛。經過幾週到幾個月之後，全身體表都冒出劇痛並流著惡臭膿液的大小皰瘡，這些膿瘡可以往下侵蝕直達骨骼，毀掉鼻子，嘴唇，眼睛與嘴巴，嚴重時病人就會死亡。

因為這種可怕的流行病過去沒出現過，無以名之，當時的人就稱呼它「殘酷瘟疫」（cruel pestilence）或「未知瘟疫」（unknown pestilence）。這種瘟疫不會放過任何族群，不管是平民百姓，王公貴族，還是教宗主教都一無例外。既然是全新的疾病，醫師們連它的邊都摸不著，更別談治療了。當時一位義大利醫師柯拉蒂納斯・吉里納斯（Coradinus Gilinus）提供了他的「專業見解」：「至高的造物者對我們的不虔敬發怒了，所以就把祂最可怕的瘟疫降臨到我們身上，不只在義大利，而是整個的基督教世界。」一位宗教信仰虔誠的醫師，在面對自己沒見過的可怕疾病，並對之一籌莫展時，把它歸於「天罰」無疑是最方便也最能讓自己心安的態度。

反倒是當時的一位神職人員，德國牧師約瑟夫．格朗培（Joseph Grünpeck）對這種天罰的神話不以為然。他說，既然這種病也會侵襲剛出生的無辜小嬰兒，那它就不可能是上帝主使的，上帝只不過是「容忍它發生」而已。真正的原因，其實是那一年剛好木星，土星，與火星這三大天體罕見的排成一直線之故，並且之前就早有預言家預言過，此種天體異象出現之時，人間必有瘟疫發生。

在它席捲全歐洲的同時，各個國家的居民以及醫師，都爭先恐後地為這個神祕疾病冠上他們所討厭的其他國家的名字。比方剛開始出現時，義大利人認為它是由法國侵略者所帶來的，所以稱它為「法國病」，四處傳播以後，波蘭人稱它為「德國病」，俄國人稱它為「波蘭病」，北非的摩爾人稱它為「西班牙邪惡」，而伊斯蘭世界的土耳其人則稱它為「基督教的邪惡」。從這邊可以看出，當時的人們在面臨未知而又恐怖的疫病時，不外產生三條典型思路：神鬼作祟，天體干擾，以及怪罪他人。

一直到了西元一五一四年，義大利的著名外科醫師，被指定為教宗儒略二世（Pope Julius II，西元一四四三—一五一三年）御醫的喬凡尼．維果（Giovanni da Vigo，西元一四五〇—一五二五年）在診治了許多病例之後，詳細的描述了這種疫病的症狀病徵，並且終於確認了它其實是一種傳染病，同時還發現它居然是透過性交來傳染的。當時還沒有微生物的觀念，所以這個經由性交傳染的新疾病，就順理成章的被宗教信徒與衛道人士拿去說嘴，當成了道德敗壞者「不容於天」的反面教材。

這個新型傳染病在西方最後的定名，來自於當時一位專門研究流行疾病的義大利醫師吉羅拉莫．弗拉卡斯托羅（Girolamo Fracastoro，西元一四七八—一五五三年）的著作。弗拉卡斯托羅醫師本身也是一位詩人，可能在研究時詩興大發，就作了一首長詩〈西菲利斯或法國病〉（Syphilis Sive Morbus Gallicus），寫出他對「法國病」的心得。詩中的西菲利斯是希臘神話中的一位牧羊人，被阿波羅懲罰，生了滿身惡臭的膿瘡，四肢劇痛，弗拉卡斯托羅就用西菲利斯的名字來命名這個病。「西菲利斯」（Syphilis）在其後的幾百年間漸漸的流行起來，取代了原先那些充滿神祕主義或國籍歧視的稱呼，成為這個病

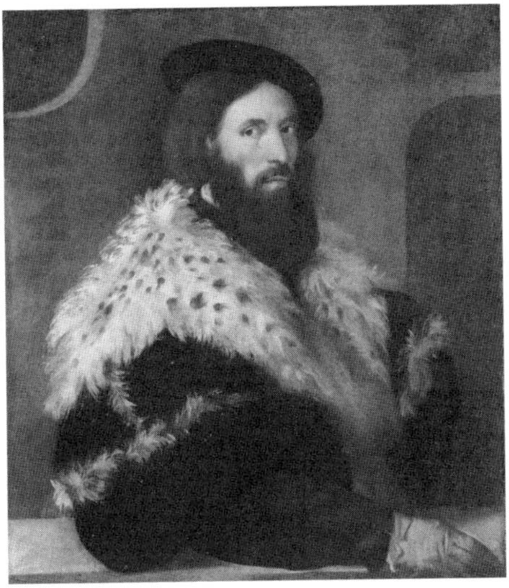

為「西菲利斯」命名的吉羅拉莫．弗拉卡斯托羅醫師。

的正式病名。

接下來發生的事，證明中西古人針對道德、罪以及疾病之間牽連的思維相當的近似，因為「殘酷瘟疫」在遍布全歐的十六世紀初，終於也經由貿易航路傳到中國，產生了過去醫書當中從來沒有記載過的首見病例。明代著名醫家張景岳（西元一五六三—一六四〇年）著作的《景岳全書》，稱呼這種中國的新病為「楊梅瘡」：「楊梅瘡……以其腫突紅爛，狀如楊梅，故爾名之……毒甚而大者，泛爛可畏……大都此證，必由淫毒傳染而生。蓋此淫穢之毒……氣從精道乘虛直透命門，以灌衝脈……而隨至敗爛殞命者，蓋不少矣。或至二三十年之後，猶然發為瘋毒，或至爛頭，或至爛鼻，或四肢幽隱之處，臭爛不可收拾，或遺毒兒女，致患終身……亦有不因淫毒傳染，偶中濕熱而患者，此不過在皮毛肌肉之間，清去濕熱，自當全愈，無足慮也。」

張景岳對楊梅瘡患者的觀察顯然相當仔細，熟悉它的外觀症狀，知道它可以在初感染後延遲二三十年才發為大患，甚至還知道它可能遺毒兒女，傳給下一代。但對於病因的猜測，卻仍然落入了同時代醫家的窠臼，認為有一種「淫毒」的存在，只會侵犯有道德缺陷的淫穢男女。至於那些沒有淫行卻被傳染的無辜人士，雖然得病也不可能有多嚴重，安啦安啦。這狀似楊梅的體瘡結合了「淫毒」的想像，讓之後陸續出現的許多中國醫書把它稱作了「梅毒」，成為最通用的中文病名。

「淫行」與「淫毒」所造成的疾病，在古代中西方都被當成咎由自取，是上天要懲罰罪惡人類的威力展現，其思想來由有點類似，但不完全一樣。在中世紀的歐洲，那是因為基督教的教義反對縱慾，認為那違背神的規誡，而在中國，則是因為道學教條認為人若是放任自己的本能，將會妨礙對「德行」的保持與追求。

《論語．子罕》中記載了孔子的一句名言：「吾未見好德如好色者也。」但要真說事實的話，「好德如好色」的人不只孔子沒見過，基本上也沒什麼人見過，因為喜愛德性如同喜愛美色，甚至超過喜愛美色的人很不正常。就算有人聲稱自己是，多半也是在裝模作樣或者硬撐著，跟真正的喜愛不是一回事。為什麼呢？因為那違反人性。「色」是生物繁衍所需，所以喜愛它才是深植在基因與大腦中的硬迴路。「德」則是無中生有，經過制約而來，用以應付他人的處世技巧，遵從它是必須，喜愛它則很難。強詞奪理的道學家不管這個，道貌岸然地把「德」鼓吹成好事，是值得讚許的，而把「色」撻伐為壞事，必須譴責的。若是有人因「德」而受苦或死掉，會被稱頌不已，而若是有人因「色」而受苦或死掉，則會被落井下石，就連生病也是一樣。難得有像梅毒這樣明顯與「色」相關的病痛橫空出世，中西方的道學家們自然就會如獲至寶，拿來當說嘴的口實了。

在十六到十七世紀的歐洲，各政府應對梅毒流行的唯一方法，就是禁絕或管制妓院等尋歡場所，並且宣揚性行為的罪惡本質。至於那些已經患病的人，因為他們本來就活該，所以根本不用治療，或者必須使用相當痛苦的方法來治療，藉此來懲罰他們的不道德。當包括醫學界在內的官方看法，都把梅毒當成是一種天罰或是道德敗壞的咎由自取，忙著指責病患本人時，就很難期待有人會認真地去尋求這個病的解方，因此基本上，在那段漫長的時間裡，沒有發展出任何真正幫助到病人的梅毒療法。

當時最主流的梅毒治療是汞（水銀），使用方法包括外敷，內服甚至蒸熏。一個典型的療程像這樣：將病人放在一間閉塞悶熱的房間裡，旁邊要放一盆烈火，把水銀軟膏用力的摩擦在他的周身，然後讓他待在那裡大量出汗，每天進行一次，連續一週到一個月以上。如果沒有「治好」的話，這種療程就需要反覆進行，無限期地持續下去。所以當時流行一句俏皮話：「與維納斯共度一晚，與墨丘利共度一生」（A night with Venus, and a lifetime with mercury.）。維納斯（Venus）是希臘的愛神，掌管肉慾，因性行為而得到的疾病就順理成章地被賴到她的身上，借用她的名字成了「venereal diseases」，而墨丘利（Mercury）是另一位希臘神祇，他的名字正好跟英文的水銀（mercury）是同一個字。

水銀對人體有劇毒，累積到一定的劑量會造成神經病變與腎衰竭等要命的後果。我們完全可以合理的懷疑，當時接受水銀療法的梅毒患者當中，死於水銀療法的患者比例要遠遠超過死於梅毒本身。而這樣的破罐破摔，「以毒攻毒」，並且完全無效的療法在西方延續了數百年，一直到二十世紀初為止。

梅毒傳入中國之後，它的嚴重與陌生，同樣引起了眾多醫家的注目，並嘗試過各種各樣的草藥來治療。在草藥並不見效的情況下，他們也轉而使用「藥性」更強烈的礦物。比方有一味名為「輕粉」的藥物，就被許多醫書列為治療梅毒的標準方劑，什麼是「輕粉」？它就

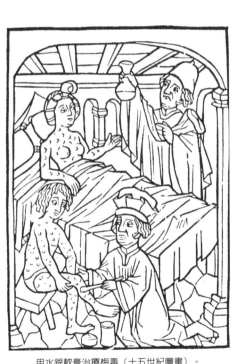

用水銀軟膏治療梅毒（十五世紀圖畫）。

是一種汞的化合物，這也許可以算是一種中西方的「英雄所見略同」吧？不過有一位專門研究梅毒的明代醫學家陳司成，在西元一六三二年寫成《霉瘡祕錄》一書，是中國最早的梅毒學專著，其中所用的一種藥「生生乳」卻特別值得一提。「生生乳」是砷的化合物，砷雖然也有劇毒，但對梅毒卻有著不錯的治療效果，為陳司成取得了很大的成功。這個創舉，比起西方的醫家要早了將近三百年。

十八到十九世紀之間，近代醫學的進展相當的迅速，尤其歷經顯微鏡的發達以及微生物學的出現，許多過去不可解的傳染病紛紛褪去了神祕的面紗，讓人知道其實都是一些肉眼看不見的小生物在作祟。西元一九〇五年時，德國的動物學家弗里茨·肖頓（Fritz Schaudinn，西元一八七一—一九〇六年）與皮膚科醫師埃里克·霍夫曼（Erich Hoffmann，西元一八六八—一九五九年）終於共同發現了梅毒的元兇——梅毒螺旋體（Spirochaeta pallida），這種細菌以性交作為人與人之間的主要傳染途徑。至此，梅毒這個困惑並恐嚇了全世界達好幾百年的「殘酷瘟疫」或「未知瘟疫」，已經不再有什麼神祕可言，接下來的工作，就只剩要找出一種藥物可以殺死梅毒螺旋體，而不會順帶殺死患者而已。

肖頓的重大發現發表出來，被同在德國的細菌學家兼免疫學家保羅·埃爾利希

（Paul Ehrlich，西元一八五四—一九一五年）看到了，激發了他的靈感。原來埃爾利希之前幾年就一直在進行用砷來殺死螺旋體細菌的動物實驗，所以一旦知道了原來梅毒也是一種螺旋體所造成的，就迫不及待的試著在兔子身上用砷來治療梅毒。起初並不怎麼成功，因為砷還是太毒了，但經過幾年不屈不撓的研究，埃爾利希終於在西元一九〇九年與他的助手，日本細菌學家秦佐八郎（西元一八七三—一九三八年）共同研發出他們稱為「六〇六」的有機砷化合物砷凡納明（Arsphenamine），對梅毒有相當好的療效與相對低的毒性。它上市時取名為「灑爾佛散」（Salvarsant），徹底取代了流行數百年的水銀療法，被譽為治療梅毒的「魔法子彈」（magic bullet）。

當然，科學的發展日新月異，西元一九四〇年代抗生素青黴素（penicillin）出現，用來治療梅毒更為安全有效，引領風騷三十餘年的那顆準確擊殺梅毒的「魔法子彈」灑爾佛散也就讓位退隱，淡出了歷史。

中西方的古人，包括醫學家在內，都不知道有細菌這類微生物的存在，做夢也沒想到，有那麼多種看

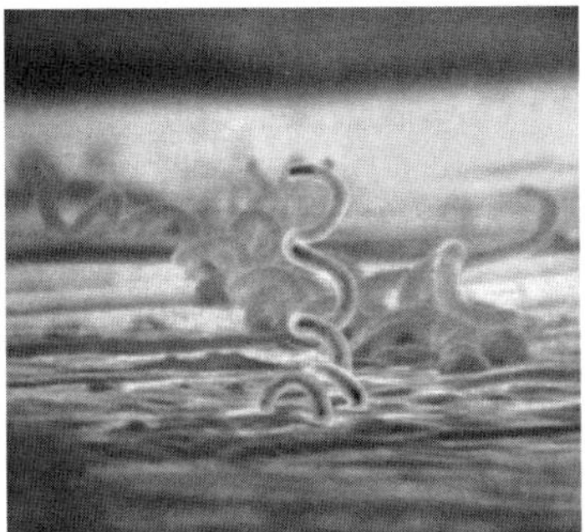

梅毒螺旋體的電子顯微鏡照相。

不見摸不著的小小生命，跟我們親密無間的生活在這個世界上。有些微生物透過人體互相傳播，有時候也讓我們生病，梅毒的本質不外如此。微生物的生存方式並無惡意可言，當然更不可能代替上天來懲罰我們。古人因無知而恐慌，因恐慌而迫切的需要一個說詞，「天罰」與「淫毒」就是依文化背景應運而生的方便說詞，進一步衍生出泛道德的譴責，對異己的仇視，以及種種痛苦無效甚至有害的療法。

時至今日，包括梅毒在內的種種性傳播疾病並未絕跡，但大多已經有了相當有效的防治之道。那是因為科學家針對每一種不同的致病細菌或病毒，掌握了它們個別的生物特徵與生活史，因而能研發出最適切的治療與降低傳染的方法，絕不是用道德批判或懲罰禁絕所能得到的效果。回顧梅毒這段長達數百年的歷史，我們可以知道，凡是基於認知不足而產生的信仰教條或道德教訓，儘管望之儼然，卻對文明的進步發展沒有任何的助益。只有基於客觀事實與善意，用科學方法尋得的真相與解決之方，才是人類基本幸福的保障。

文明的推手——黑死病

禍兮福所倚，史上最恐怖的瘟疫，促成了西方文明的最大躍進……

諾貝爾文學獎得主法國小說家，哲學家，暨劇作家阿爾貝・卡繆（Albert Camus，西元一九一三—一九六〇年）寫過一部名著小說《瘟疫》（*La Peste*）。這本書於一九四七年出版，故事述說北非法屬阿爾及利亞（French Algeria）的城市奧蘭（Oran）在一九四〇年代遭遇的一場鼠疫大流行。卡繆本人就出生在阿爾及利亞的蒙多維城（Mondovi），所以對那個地區的風土環境非常的熟悉。這部小說的故事本身是虛構的，因為雖然奧蘭城早在十六與十七世紀時確曾遭過鼠疫的大規模侵襲，但到了一九四〇年代時，奧蘭只有過零星的鼠疫病例，不曾發生大流行。

《瘟疫》小說的內容雖屬虛構，但卡繆在書中把鼠疫這個傳染病的可怕病徵，包括發高燒，淋巴腺腫大，皮膚出現黑斑，死亡等等慘狀，以及人們面對鼠疫流行時的恐慌絕望心理都寫得十分傳神。此外，他為故事所選擇的發生地點（奧蘭城）以及發生時間（一九四〇年代）也都有學問。首先，奧蘭是個地中海沿岸的海港都市，正是從中世紀開始鼠疫就特別喜歡侵襲的那類城市。其次，鼠疫在歐洲輾轉盛行數百年，到了二十世紀確實仍未絕跡。

鼠疫為歐洲人帶來最大規模的一次毀滅性衝擊，發生在十四世紀。從西元一三四七到一三五一年間，鼠疫在歐洲各國大流行，當時的疫情慘狀遠非現代人所能想像，總共殺死了全歐洲大概三到四成的人口。其中災情比較嚴重的地區，例如義大利和英國，死者達到總人口的半數，而在法國南部到西班牙一帶甚至達到了八成。

當時的史料有記載：「……每個教堂的墓園都挖了深坑，好幾百具屍體被丟進坑裡，集屍場裡面的屍體層層疊疊，就像船艙裡的貨物，每次丟下屍體明明只撒了一把土，卻很快就把坑給填滿了……」也就是掩埋屍體的速度，趕不上新屍體出現的速度的意思。

這個遠勝過核彈攻擊程度的致死率，在歐洲人心中留下長久的恐懼烙印，史稱「黑

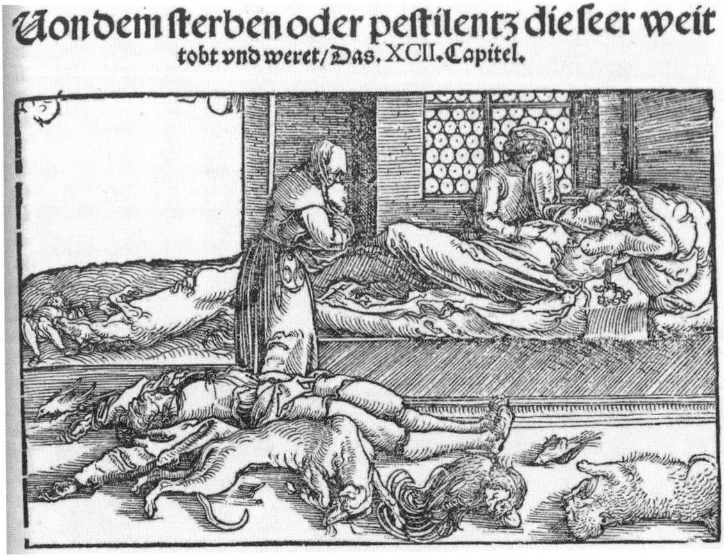
Von dem sterben oder pestilentz die seer weit
tobt vnd weret/ Das. XCII. Capitel.

中世紀黑死病的死亡慘狀。

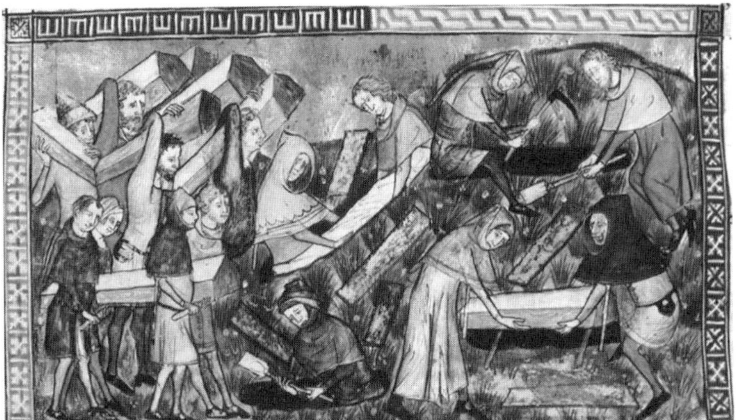

黑死病流行中來不及掩埋死者。

死病」（The Black Death）。「黑」是指罹患鼠疫的患者體表皮膚會因為瘀血壞死而產生黑斑，「死」則是指染上鼠疫幾乎必死無疑。當然，那時候的人們並不懂得鼠疫這種疾病，所以完全搞不清黑死病是由什麼所引起，或如何傳播的，只能把它當成一種因罪而來的「天罰」。

席捲全歐的黑死病，是打哪兒來的呢？歷史學家認為，黑死病最先出現在接近歐亞之交的東歐，黑海北岸的克里米亞半島（Crimea），尤其是其上一個名為「卡法」（Kaffa，今名費奧多西亞Feodossia）的城市。卡法這個城市，於西元一三四五到一三四七年間被向西擴張領域的蒙古金帳汗國猛烈的圍攻。當時居住在那裡的一位義大利法律公證人加布里埃爾・德・穆西斯（Gabriel de Mussis，約西元一二八〇—一三五六年），以目擊者的身分發表了一篇文章〈卡法圍城〉，裡面繪聲繪影的說，蒙古大軍在圍城時，故意用投石機把染上瘟疫而死的蒙古士兵屍體拋過城牆，讓城內的卡法人也染上瘟疫，好削弱他們的戰力。此後頗多西方史家就據此而論，說瘟疫就是這樣由卡法散播到歐洲各國，導致了黑死病的大流行，所以害慘了整個歐洲的黑死病，其實都是蒙古人「生化恐攻」的結果。

這個故事雖然極富戲劇性，並且符合當時許多歐洲人「仇蒙」的心態，但可能並非事實。首先根據詳細考據，那位言之鑿鑿的加布里埃爾．德．穆西斯先生，當時人好像並不真在卡法。他那段有關蒙古投「屍」機的爆料，極可能是憑著自己的豐富想像，加油添醋寫出來的。再者，就算卡法的瘟疫是從蒙古大軍那兒傳來的，也根本用不著投石機丟屍體那種花招。因為鼠疫是透過老鼠身上的跳蚤來傳播的，城牆能擋得住大軍，卻恐怕擋不住老鼠，蒙古軍中有鼠疫的話，傳到城內只是時間的問題而已。另外，當時亞洲與東歐之間的人員流動，包括貿易往來，文化交流等等已經相當頻繁通暢，所以彼此間疫病的互相傳播一點都不奇怪，蒙古大軍的圍城，頂多只能算眾多的傳播管道之一而已。

那麼，歐洲人所認為的「亞洲人帶來了黑死病」這一點，到底有沒有冤枉亞洲人呢？從歷史上看來，可能沒有。中國早在兩千多年

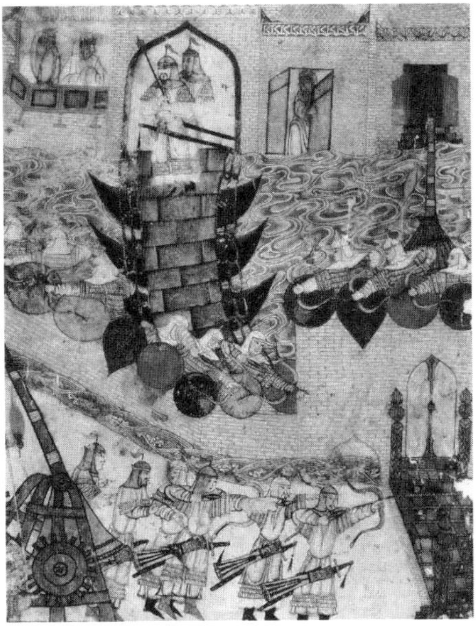

西方人畫筆下的蒙古軍圍城。

前的西漢「張騫通西域」開始，就建立起了中國通東歐的路線，以利中西之間的外交與貿易。這條「絲綢之路」後來越走越順，到了黑死病發生的中世紀，兩邊的來往早就已經是常態。不止如此，十五世紀初明朝的鄭和下西洋之後，更在中國與東歐間建立起另一條「海上絲路」。以歐亞當時的頻繁來往盛況，就瘟疫的傳播途徑來說是完全足夠的。

傳播途徑固然暢通，但在黑死病發生的十四世紀，中國到底有沒有流行瘟疫呢？要是沒有的話，這黑死病就賴不到咱們祖先的頭上。回來翻看史料，當時的中國處於元明之交，動亂饑荒頻

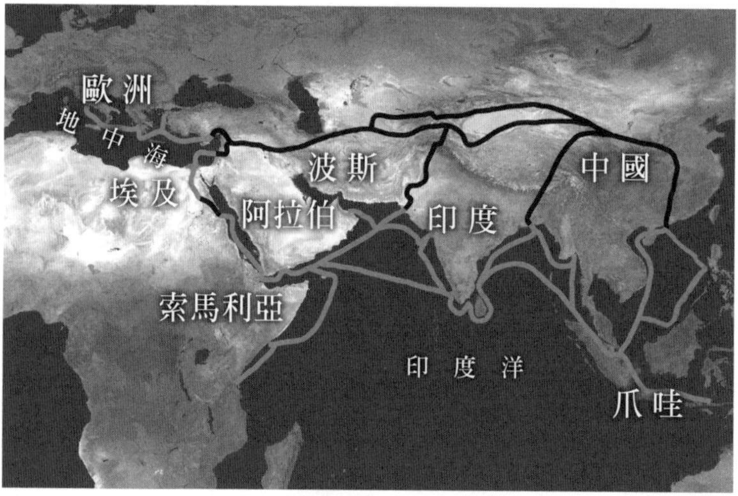

路上與海上絲路。

仍，至於瘟疫則不但有，還特別的多。隨便舉兩個例子：

《元史．五行志》：「至大元年（西元一三〇八年）春，紹興、慶元、台州疫死者二萬六千餘人。」《元史．文宗紀》：「元至順二年（西元一三三一年），辛未年，疫癘死者十九。」

可惜這些紀錄沒有詳述病人的症狀病徵，所以我們無法判斷這個瘟疫是不是鼠疫，但史料提到這瘟疫在一個城市一下殺死幾萬人，而在另一個地方造成高達九成人口的死亡，恐怖程度跟黑死病非常的類似，所以很有可能就是。

另外一段史料也很有啟發性：

《明史．太祖本紀》：「至正四年，旱蝗，大飢疫。太祖時年十七，父母兄相繼歿，貧不克葬。」

這「太祖」就是明太祖朱元璋，他青少年時遇到饑荒加瘟疫，父母兄長死了個乾淨，連埋都沒能力去埋。照我看，很可能正因為朱元璋目睹過這種民間慘狀，加上自身的悲慘遭遇，才讓他從此恨上了元朝的當權者，起了「彼可取而代之」的雄心，終而推翻了元朝，建立大明。照這麼看，瘟疫對歷史的走向實在有著巨大的影響。

黑死病在東歐（也許是克里米亞半島）落腳之後，是如何蔓延到整個歐洲的呢？當時是中世紀，地廣人稀，並且交通沒有那麼方便迅捷，一般百姓可能一輩子都不會跨出自己出生村莊的方圓幾十里範圍，其實並不利於傳染病的大區域擴散。所以就鼠疫而言，能夠遠傳的一個原因可能是老鼠走動得比人要勤快，另一個原因則是有著大批人出於特定目的的遠遊。

美國作家丹・布朗（Dan Brown）的暢銷小說名著《達文西密碼》系列的第四部《地獄》（*Inferno*），被改編成電影上映過，由大明星湯姆・漢克（Tom Hanks）飾演主人翁羅柏・蘭登教授（Robert Langdon），非常的賣座。在小說情節中，蘭登教授被一個謎題「尋找切掉馬頭的威尼斯叛徒道奇」（seek the treacherous doge of Venice who severed the heads from horses）吸引到了威尼斯。「道奇」（doge）也可稱「總督」，是古代威尼斯行政長官的官名，「馬頭」在威尼斯也是有的，赫赫有名的觀光重點聖馬可大教堂（Basilica Cattedrale Patriarcale di San Marco）的天台之上，就展示著名為

「聖馬可之駒」（The Horses of Saint Mark）的四匹銅馬雕像。但蘭登教授找遍了聖馬可大教堂，也找不著他要找的東西，困惑了一陣，後來回想到這四匹馬的來歷才恍然大悟。原來它們並不是一開始就在威尼斯的，最早是在君士坦丁堡（今天的伊斯坦堡Istanbul），所以去伊斯坦堡找答案才是正確的。

伊斯坦堡位在歐亞大陸之交，而威尼斯在義大利，兩地相距一千七百多公里。在沒有飛機跟火車的中世紀，那麼重的四匹銅馬像，從伊斯坦堡跑到威尼斯幹嘛？原來在一二〇二年時，威尼斯的「道奇」恩里科·丹多洛（Enrico Dandolo，西元一一〇七—一二〇五年）（就是丹·布朗書中的那位威尼斯叛徒道奇）率領大批十字軍往東進發，參加由教皇向伊斯蘭世界發動的宗教聖戰。結果走到一半，丹多洛遊說教皇：「聽說君士坦丁堡很有錢，咱們別去埃及了，改去君士坦丁堡補充經費吧！」於是大軍轉向，攻占了君士坦丁堡，掠奪屠殺達一星期之久，搶回大批金銀財寶，史稱「第四次十字軍東征」。「聖馬可之駒」就是那次劫掠的戰利品之一，所以今天才會在威尼斯。這場戰爭在歐洲的戰史以及宗教史上惡名昭彰，因為君士坦丁堡是拜占庭帝國的首都，與十字軍是基督教同志，跟伊斯蘭教八竿子也打不著也。

中世紀的歐洲，像這樣以捍衛宗教，解放聖地為口號，但實際上是以政治、社會與經濟等目的為主，伴隨著一定程度上的劫掠的十字軍東征，光是規模較大的就發動了九次，前後歷經了近兩百年的時間。每一次走的路線各不相同，但都是千里迢迢，有陸路，也有行經地中海的海路。換言之，在歐亞交界地帶與歐洲廣大本土之間，建立起了綿密通暢的交通網。除了十字軍開發的通路之外，歐洲各國間經過地中海的海上貿易路線，在中世紀也日益成熟發達，這些都是瘟疫傳播的高速公路。一旦亞洲有瘟疫傳來，就會很方便的進到歐洲各地，並且以貿易熱絡的海港城市首當其衝。這就是為什麼，黑死病先從歐亞之交的東歐出現，其次進入地中海的海岸城市，再接下來才波及內陸城市，前面提到卡繆的《瘟疫》選用一個海港城市奧蘭作為背景，也正是為此。

黑死病在整個歐洲的大流行雖只有數年，但之後以比較小的規模以及比較局部的區域流行形式，持續肆虐達數百年之久。這件事對歐洲的歷史演變有著巨大的影響，決定了歐洲此後政治，社會，與經濟結構的走向。歷史學家常稱，黑死病的流行「標誌了中世紀的結束」。我們在這裡只說說與醫學相關的部分：面對像黑死病這樣恐怖的疫情，大眾受到的心理衝擊可想而知，然而人們平日引以為精神支柱的基督教教義以及教會，對此卻完全一籌莫展，束手無策，只一再宣稱它是來自上帝的懲罰而已。尤有甚者，黑死病之前人人平等，大批神職人員也跟平民百姓一樣的染病身亡，那麼「上帝的懲罰」

又如何自圓其說？黑死病可以說是西方人民有史以來對宗教信仰最大的信心危機，教會被看破手腳，權威被遭到嚴重質疑，導致宗教力量的式微。絕望的民眾不得不開始認真省思，自己過去所相信的「疾病出自上帝意旨」的觀念，是否根本就是胡謅一通？為了自身的生存，是否應該開始放棄宗教迷信，轉而尋求真正有效的解決方法？這直接刺激了歐洲人理性思潮的萌芽，文藝復興的發生，從而促成了近代科學發軔，加速了醫療科技的進步。是以醫學史家有云：「黑死病結束之日，正是現代醫學興起之時。」

理性思維與科學方法進入了西方的醫學之後，對黑死病本身有什麼影響？有的。如前面所說，黑死病在歐洲大流行之後，還持續纏綿了達數百年，但是人們對它的態度，已漸由盲目的恐懼絕望轉向合理的面對防治。

十七世紀時英國的羅伯特・虎克（Robert Hooke，西元一六三五－一七〇三年）與荷蘭的安東尼・雷文霍克（Antonie Leeuwenhoek，西元一六三二－一七二三年）設計與改良了顯微鏡，就此發現了一個我們肉眼可見範圍之外的微生物世界。雖然在接下來的一百多年中，還沒有人能建立起這些微生物與傳染病之間的關係，但整體而言，人們已經能用一種「自然說」的觀點來看待瘟疫，認為它們總是來自什麼合理的原因，不用賴到神學的「罪與罰」上面，因此在鼠疫流行時，可以抱持著比較理性鎮定的態度。雖然當時的人們仍然不知道鼠疫由何而來，但已經確知，只要把人跟人的距離拉開，就可以有效遏止它的傳播。

西元一六〇六年在英國倫敦有過一次鼠疫小爆發，造成了數十人死亡。當時偉大的詩人兼劇作家莎士比亞（William Shakespeare，西元一五六四—一六一六年）正在倫敦，與人合夥經營很成功的「國王劇團」（The King's Men theater troupe）。倫敦衛生當局有著一套嚴格的防疫規定，一旦瘟疫造成的死亡人數超過限定數目，就要關閉所有的公共劇場，以防「群聚」，莎士比亞的劇場因而被迫關門。莎士比亞忽然失業了，就只好待在家裡專心寫劇本。結果在那一年結束之前，就寫出了《李爾王》（*King Lear*），《馬克白》（*Macbeth*），與《安東尼與克麗奧佩托拉》（*Antony and Cleopatra*）這三部曠世巨作。半個多世紀後的西元一六六五年至一六六六年間，倫敦市又爆發一次大規模的鼠疫，超過十萬人死亡，相當於當時倫敦人口的五分之一，史稱「倫敦大瘟疫」。當時莎士比亞的墓木已拱，而科學之光正慢慢的在歐洲點亮。瘟疫當中大學全面停課，劍橋大學三一學院（Trinity College, Cambridge）的應屆畢業生當中，有一位二十二歲的天才數學家，名叫艾薩克·牛頓（Isaac Newton，西元一六四三—一七二七年）。他躲回百公里外的家族產業中避疫，在家裡創造了微積分（calculus）理論，玩出了最早的光學，另外還把萬有引力的數學鋪陳出來，導致其後被視為宇宙真理的「三大運動定律」的誕生。人們在瘟疫中展現出的智慧之光告訴我們，文藝復興時期的人在面對同樣可怕的瘟疫時，已經不像他們中世紀的祖先們那樣純然的恐懼失措。

時間來到十九世紀，法國微生物學家及化學家路易．巴斯德（Louis Pasteur，西元一八二二—一八九五年）以堅實的科學證據創立疾病細菌學說，甚至發明了一些疾病的預防接種方法。至此，像鼠疫這樣的傳染病的病因已經無可置疑，只差還沒有確認是哪種微生物而已。

正當此時，世上爆發了繼黑死病之後最大規模的鼠疫流行。西元一八五〇年代開始，中國雲南地區就有出現病例，於西元一八九四年傳到廣東省，接著傳到香港等地，而後迅速沿著國際貿易路線擴散到日本、印度、美國與澳大利亞等地，西元一八九六年傳到了歐洲。比起中世紀的黑死病來說，由於近代的交通方式快了許多，這一次鼠疫大流行的傳播速度之快，覆蓋範圍之廣，都遠非當年的黑死病所能及，在幾十年的時間裡相繼波及亞洲、歐洲、美洲和非洲的六十多個國家，幾乎涵蓋了整個世界。這當然是因為二十世紀跨國，跨大陸的交通便利，已然今非昔比之故。但是，這一次涵蓋範圍遠遠超過黑死病的鼠疫流行，到了西元一九五九年結束之時，全世界雖有一千二百多萬人因此而死，死亡人數與受影響人口的比例卻只算得上中世紀黑死病的零頭，這是為什麼呢？

因為就在西元一八九四年，巴斯德研究所的瑞士裔法國細菌學家亞歷山大・耶爾森醫師（Alexandre Yersin，西元一八六三—一九四三年）終於找到了鼠疫的元兇，他從香港的患者身上發現了鼠疫桿菌，所以這個細菌就以耶爾森的名字命名為 *Yersinia pestis*。兩年之後，耶爾森合成出抗鼠疫的血清，再過了四年，法國醫師保羅—路易斯・西蒙德（Paul-Louis Simond，西元一八五八—一九四七年）發現褐鼠是鼠疫桿菌的主要寄主，而寄生在褐鼠身上的跳蚤則是該病菌的主要媒介，並以實驗證明了鼠傳鼠，鼠傳人的傳染途徑，清楚的指明了預防之道，隨後西蒙德和同事還利用鼠疫桿菌製成滅活疫苗和減毒疫苗。進入二十世紀後，抗生素的出現更提供了殺死鼠疫桿菌最有效的方法。就疾病

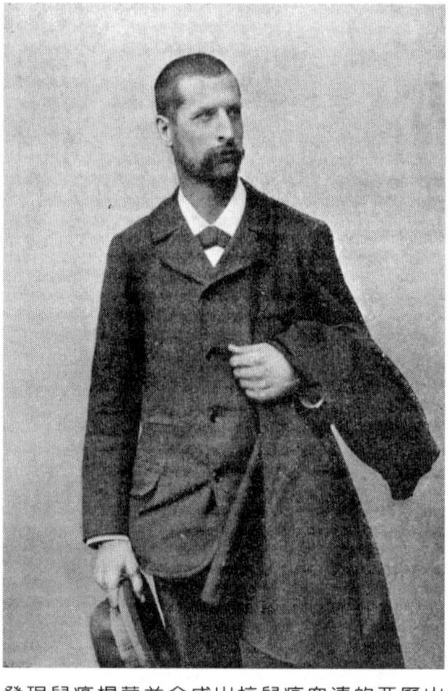

發現鼠疫桿菌並合成出抗鼠疫血清的亞歷山大・耶爾森醫師。

本身來說，二十世紀初的鼠疫跟中世紀的黑死病並沒有什麼不同，一樣的凶殘，但是歷史悲劇所激發出的理性啟蒙與科學進展，已經為人類累積了一身對抗它的武器。

科學的發展不但為人類解除了鼠疫的禍患，甚至還回頭為歷史解決了黑死病的兩大懸案：（1）黑死病到底是不是鼠疫？（2）黑死病到底是不是真的從亞洲（中國）傳到歐洲的？在過去，歷史學家根據史上關於黑死病的症狀記載，大多認為它跟現代的鼠疫極相似。但仔細想想，中世紀又沒有顯微鏡，也沒有細菌學，誰能真正確定黑死病就是鼠疫，而不是另一種我們不知道的怪病呢？再者，固然如前所述，當時從亞洲到歐洲的傳播途徑是暢通的，但誰能保證歐洲的黑死病是不是來自獨立演化的另一種細菌，跟亞洲的「疫」不是同一個「疫」呢？

二十一世紀初的科學家們，為這兩大懸案做了精采的「醫學考古」。他們在歐洲各地發掘了好些中世紀的古墓，在其中「住客」的牙齒或骨片中，找到了鼠疫桿菌特有的DNA和蛋白質特徵，確切的證明了十四世紀爆發，並在之後幾個世紀不斷死灰復燃的黑死病確實是鼠疫不會錯。接下來他們對全世界各個不同鼠疫桿菌分離株的完整基因組進行分析，繪製了鼠疫桿菌的「系統發育樹」，結果發現，歐洲黑死病的鼠疫桿菌的共同祖先最有可能起源於中國或中國附近，然後通過國際貿易路線傳播到歐洲以及世界各地。

人類史上最慘的一場瘟疫就是黑死病，但就如同許多其他的人間慘事一樣，黑死病推動了歷史的巨輪，促成了文明的加速進步。我們回顧這類重大的歷史事件，特別能體會到「禍兮福所倚，福兮禍所伏」這句話的真意。

愛恨交織談美酒

古往今來，人對美酒都有著「天賜恩物」與「罪惡淵藪」的兩極化態度……

人生來在肝臟裡面就有一種酵素，名叫「酒精去氫酶」（alcohol dehydrogenase）。仔細想想有點奇怪，因為酒精去氫酶的作用除了代謝酒精之外，似乎別無功用，但是大自然生產的食物中並不會含有酒精，那麼人體擁有酒精去氫酶的目的何在呢？生物演化的原則：一種生物的體內不會演化出它所不需要的酵素，而演化需要很長的歲月，所以合理的推斷應該是：人類的遠古祖先是經常攝取酒精的。大自然中的酒精從何產生呢？簡單，只要是含有糖分的果實或是穀物放在那兒不管，就會有酵母菌將它們發酵，產生酒精。中國古代傳說有一種「猴兒酒」，就是山中的猴子會採來水果放在洞中，等發酵之後享用，醉態可掬，樂不可支，人類極可能也是像這樣意外發現了酒。

我們不太確定人類是從什麼時候開始故意釀酒來喝的，但一定非常的早，因為全世界所有古文明的文字歷史，都在很早期就記錄到飲酒。遠古時代的人以狩獵者與收集者的形式生活著，他們從大自然中收集到果子、根莖、種子等等作為食物，所以這些食物的衍生物——酒，也就跟著在人類的生活生了根。考古學發現，從西元前七千年左右開始，在中國就已經有了用米、蜂蜜、葡萄、山楂等物品來釀酒飲用的證據，後來在世界其他地區，也陸陸續續出現了類似的製酒技術。

世界各個地區關於酒的歷史紀錄，有一個共同點：打從酒一出現開始，人類就跟它一拍即合，對之愛不釋手。治病也要用酒，祭祀也要用酒，國家大典也要用酒，婚喪喜慶，

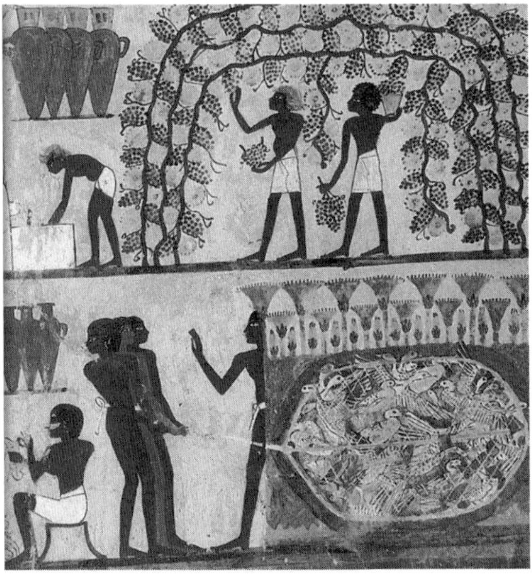

遠古時人就懂得造酒。

私人歡會當然更要用酒，中外皆然。這很容易理解，因為喝酒可以止痛，可以忘憂，可以壯膽，可以讓人卸下面具，擺脫拘束，體驗歡快。所以許多古文明都把酒當成是神的恩賜，甚至有著為酒代言的神祇——酒神。

在古代，一場沒有酒的大型活動，可能就像一場沒有錢的賭局一樣奇怪。古希臘最風行的聚會方式，就是大家飽餐一頓之後，一邊喝酒，一邊討論些愉快的哲學問題，人生奧祕，有時還有歌舞助興，十分的開心。古希臘字根「syn-」是「一同」，而「-posis」是「喝酒」，古希臘人的愉悅酒會，為我們留下一個字「symposium」（研討會或座談會），直接翻譯就該是「一起喝酒」，「共飲」的意思。所以呢，我們今天舉辦任何的研討會或座談會，若是沒有準備酒喝，就是背離了古希臘先賢的傳統。

在中國也是一樣。李白的〈春夜宴桃李園序〉：「開瓊筵以坐花，飛羽觴而醉月。不有佳作，何伸雅懷？如詩不成，罰依金谷酒數。」大家賞花賞月，喝酒助興不算，誰作不出詩來，還得喝更多的酒。王羲之的〈蘭亭集序〉：「又有清流激湍，映帶左右。引以為流觴曲水，列坐其次，雖無絲竹管弦之盛，一觴一詠，亦足以暢敘幽情。」這更酷，顯然是個喝酒的流水席，酒杯漂到誰身前誰就喝，搞不好是「迴轉壽司」的濫觴。

酒其實也具有相當正經的用途，並不光為了讓古人找樂子。前面提過，中西古人都拿美酒當良藥，也不知他們是當真還是藉口，也許幾杯酒下肚後，就算治不好病，也會把病都忘了吧。除醫療用途之外，像祭祀這種嚴肅的國之大事，也都少不了酒的蹤影。一來好酒應與神明祖先分享，以求降福，二來自己喝得飄飄然之後，也許就可以聆聽到神靈對自己的訓示啟發。我們今天在故宮博物院所看到的尊、彝、爵、觚、觥等等「酒器」，其實都屬於「禮器」的一部分，酒對古人的重要由此可見。

喝酒樂則樂矣，重要則重要矣，但古人對酒的評價，實則持有正反兩端。一方面把它捧上天去，另一方面卻又把它當罪惡的淵藪。這個現象，在中西方出奇地相似。而對酒的負面看法，大多不來自於酒的本身，而來自於人對酒的濫用。

古希臘哲人相信，喝酒過量會引來某些惡靈控制人的身體，讓他做出種種離譜的行徑。而各個宗教的教條，不論是佛教，聖經，還是可蘭經，也都曾諄諄告誡飲酒之害。比方在《聖經》當中，酒被稱頌作上帝的賜予，為人帶來歡樂與喜悅，耶穌還在迦拿的婚禮中為賓客們變出了大量的酒以供同樂。因此，後來有不少教會的教士都發展出釀酒的第二專長，讓一些修道院成為歐洲最具盛名，品質最優的佳釀產地。然而在《箴言》中卻也有這麼一段話：「誰有災禍？誰有憂傷？誰有爭吵？誰有怨言？誰無故受傷？誰兩眼發紅？就是那些沉迷醉鄉，品嚐醇和之酒的人。鮮紅的酒在杯中閃爍，雖然下嚥舒暢，終究是咬你如蛇，刺你如毒蛇。」

中國將近三千年前西周的《尚書．周書》當中，有一篇〈酒誥〉，裡面也對「非官方飲酒」的人們提出嚴正的警告（譯為白話）：「祭祀時才可飲酒，不可喝醉……孝順父母讓父母高興，置辦了美好的膳食，也可以飲酒……官員們進獻酒食給老人和君主，你們就能喝醉吃飽……你們自己節制行樂飲酒，才能長期擔當王家的治事官員……商紂王放縱於酒……沒有明德芳香的祭祀升聞於上天，只有老百姓的怨氣，只有群臣私自飲酒的腥氣升聞於上，所以上帝對殷邦降下了災禍……上帝並不暴虐，是殷民自己招來了罪罰……有人群聚飲酒，不要放縱他們，要全部逮捕起來送到周京，我將殺掉他們。」

群聚飲酒要死刑伺候？未免太過嚴厲。但也可以想見，遠古時代從酒問世開始，人們就一定因為飲酒過度而出過不少亂子，所以中西古人在享受酒的美好的同時，卻也對酒抱著戒慎恐懼的心情。其實飲酒之害，不在於酒的本身，而在於人對酒產生的依賴，也就是「酒癮」。酒癮的特徵，就是對酒的渴求增強，喝得越來越多，終至過量。除了傷身之外，更因為酒醉導致判斷力的喪失，以至於耽誤正事，甚而引發災禍。

用傳統方法，以果物或穀物自然發酵釀造的酒類，例如米酒、啤酒或葡萄酒等，由於生物化學反應的限制，酒精成分只有百分之幾到百分之十幾，要喝醉不容易，必須喝到撐才行。「李白斗酒詩百篇」，能喝到的只有這種淡酒。一斗是十升，古代的升比較小，打個折，就算它一斗只有今天的三、四升好了。要是奉上金門高粱或威士忌那等四、五十度的烈性蒸餾酒，李白一次喝一斗，當場暴斃比較有可能，哪還能作得出詩來？還好唐朝人還不會做蒸餾酒，中國的蒸餾酒技術要到約莫南宋才出現，可能是從西方傳入的。在《水滸傳》中，北宋好漢武松所造訪的景陽岡小飯館，店家標榜自己的酒很烈，「三碗不過岡」。這顯然是吹牛，因為照理說彼時蒸餾酒也還沒有出現，哪兒來的三碗就能放倒英雄大漢的烈酒？果不其然，結果武松喝了十八碗都還沒事。

技術發展來自於需求，由於嗜酒之人酒量漸增，越來越不容易滿足，為了解癮，就必須想辦法發明出酒精含量更高，能更快喝醉的產品，蒸餾酒就是這樣應運而生的。蒸餾酒的酒精含量高得多，遠高於天然發酵酒，可到達百分之好幾十，風味未必較佳，但最大的好處就是醉得快。這證明酒徒喝酒的目標，已經慢慢的由開心享受轉向了快速解癮。高濃度的烈酒一旦出現，社會中因飲酒過量而造成的種種問題自然就越演越烈。

那麼中西古人在面對種種酗酒之害時，採行什麼樣的防治之道呢？他們絕大多數都把酒精的成癮濫用，以及它所伴隨的身體傷害與社會困擾，視為一種個人的道德缺陷，是由於意志不堅而造成的，嚴重時甚至可以構成一種罪惡。所以他們採行的辦法就不外宗教恐嚇，法律規誡，道德勸說，以及禁絕買賣這幾項。這些做法不論看起來多麼的雷厲風行，實際上卻都不曾有過真正的成效。

先舉個中國遠古的，小範圍的案例：晉代的酒鬼劉伶，整天只愛喝酒，不治營生家無恆產。他老婆氣到不行，把他的酒全部丟掉，再把酒器搗毀，接下來哭哭啼啼地懇求他：「君酒太過，非攝生之道，必宜斷之。」鬼精靈的劉伶向老婆懺悔，說要準備最後一批酒肉向上天祝禱，好徹底戒酒。接著馬上喝了個酩酊大醉，向上天祝禱說：「天生劉伶，以酒為名。一飲一斛，五斗解酲。婦人之言，慎不可聽。」

再舉個美國近代的，大範圍的案例：西元一九二〇到三〇年代時，美國政府禁不住眾多衛道團體的遊說，終於頒布了「禁酒令」，買賣或飲用任何酒精飲料都是非法的。結果不但沒有遏止百姓酗酒的風氣，反而讓喝酒轉入地下，造成了普遍的私釀私售，黑道涉足，引發嚴重的治安與社會問題。有許多人認為，美國在那段禁酒時期所培養出來的酒鬼數目，比之前可以合法喝酒時還要更多。

這就表示劉伶夫人以及美國政府都太天真了，他們對酒癮的本質完全不了解，所以才會付出那麼多不可能獲得成效的努力。酒癮與任何其他的物質成癮問題類似，關鍵是身體，尤其是腦生理的變化，因此是個醫學問題，只能用科學態度來理解。

在科學出現之前，古代醫學是怎麼看待酒癮的？中國古代的醫書，頗有些地方提到飲酒之害。比方《黃帝內經・素問》中記載：「……酒入于胃，則絡脈滿而經脈虛……陰氣虛則陽氣入，陽氣入則胃不和，胃不和則精氣竭……熱盛于中，故熱偏于身內熱而溺赤也……故手足為之熱也。」另外，隋代巢元方的《病源論・飲酒後諸病候》中記載：「酒性有毒，而複大熱，飲之過多，故毒熱氣滲溢經絡，浸溢腑臟，而生諸病也。」這邊可以看出，古代中國醫家認為酒精傷害人體，是因為酒本身具有的「陰陽」特性，「熱毒」危害之故。順著這種主觀想像的思路所發明的解決之道，除了少喝酒之外，就是要用一些「性涼」的藥物來「清熱解毒」了，但完全沒有論述到酒癮的本身，沒有把它當成是病。西方的古醫學也類似，儘管常常提及飲酒過量造成的身體危害與行為偏差，卻沒有把喝酒成癮這事的本身也當成一種疾病來看待。事實上，在早期的歐洲，對嚴重酒癮患者的最普遍處理方式，是將他們視為罪犯或瘋人監禁起來的。

西方一直要到了十七世紀，才開始有醫師從醫學的角度來理解酒癮的問題。例如鼎鼎大名的荷蘭醫師尼古拉斯・杜爾（Nicolaes Tulp，西元一五九三—一六七四年）就是其中一位，此人就是大師林布蘭（Rembrandt Harmenszoon van Rijn，西元一六〇六—一六六九年）的名畫《尼古拉斯・杜爾醫師的解剖課》（*The Anatomy Lesson of Dr. Nicolaes*

Tulp）上的男主角。杜爾主張，一個人會逐漸沉迷於酒精而不可自拔，其實是一種疾病，而非前人所認為的罪惡或道德缺陷，首度為酒癮提出了醫學層面的視野。當然，他的卓見並沒有被同時代的人所普遍接受。

十九世紀，以菲利普·皮內爾（Philippe Pinel，西元一七四五－一八二六年）等人為代表的法國精神醫學學派興起，開始用更理性，更科學的態度來審視過去被貼上種種類如「罪」與「瘋」這些嫌惡標籤的精神疾病（包括酒癮在內），發現它們絕非過去人們所想像的

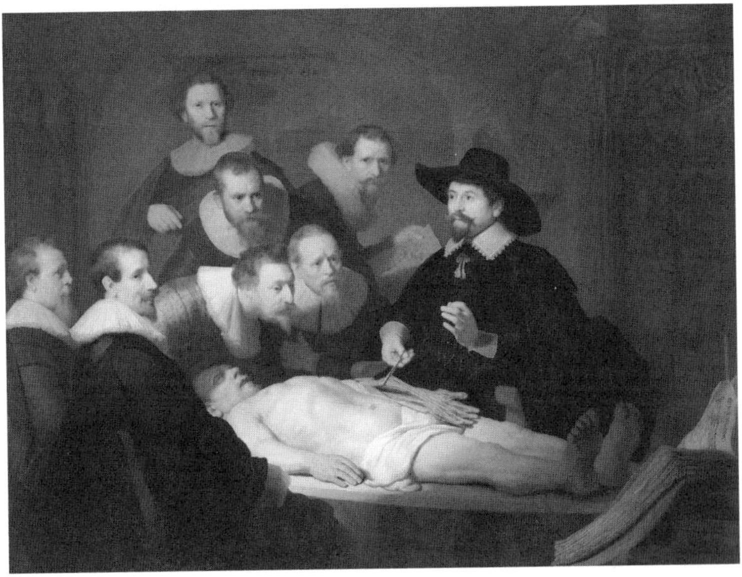

荷蘭大畫家林布蘭筆下的尼古拉斯·杜爾醫師。

那麼簡單的行為問題，而是有著更深層的生理原因。他們大大推廣普及了對這些患者的人道待遇，以及更科學的研究與理解。十九世紀後半到二十世紀初的德國精神科醫師埃米爾．克雷佩林（Emil Kraepelin，西元一八五六—一九二六年），被認為是現代的科學化精神醫學的奠基者，特別強調生物以及基因因素在精神疾病中所扮演的角色。他對酒癮的看法，也是把它視為一種身體的疾病，而非心理的扭曲，必須要從生理的角度來尋求它的成因與解決之道。

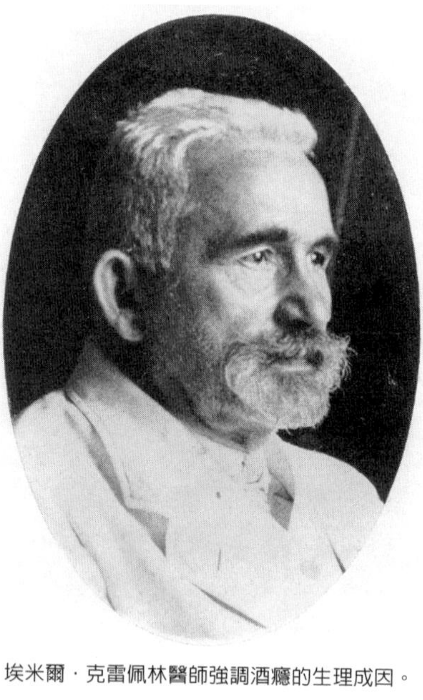

埃米爾．克雷佩林醫師強調酒癮的生理成因。

由於神經醫學，精神醫學，以及腦科學的快速發展，之前這幾位先驅的真知灼見，引發了之後眾多科學家研究的興趣，陸陸續續做了許多有關物質成癮的動物以及人體實驗，並取得相當大的進展。時至今日，我們對包括酒癮在內的種種物質成癮現象，早已有了今非昔比的了解。

人類與其他動物的腦中，有一個所謂的「獎賞迴路」，學名叫「中腦皮質多巴胺神經路徑」（mesocortical dopamine system），它的功能是趨利，就是讓生物體在嚐到「甜頭」（比方說美食、性、賭博贏錢、喝酒帶來的愉悅等等）時產生「爽」的感覺。與這個獎賞迴路相抗衡的，有另一個「懲罰迴路」，它的功用則是避害，會在某些外界的刺激或行為導致對這個生物體有害的後果時，壓低獎賞迴路的「爽感」，提升這個生物體的警覺，減少牠對於上述刺激或行為的需求。這種「獎賞迴路」與「懲罰迴路」的協作，成功的驅使我們尋求利益，遠離禍患，讓物種得以長治久安，綿延不絕。

問題在於，對這個獎賞迴路反覆過度的刺激，會從根本上打破我們腦內那個微妙的平衡。比方酒精或毒品，剛開始接觸一次兩次時，它們只激發起大腦短暫的快感，談不上成癮。但若是反覆刺激並且一直提高劑量的話，這些物質就會修改，扭曲我們原本的腦內迴路，大大的提高「獎賞迴路」對這些物質的渴望，同時大大的壓低「懲罰迴路」對其後果的警覺。只要暴露的時間夠長，量夠大，人就會變得不斷的渴求此物，無所不用其極，卻對它帶來的任何負面影響視而不見。換句話說，酒癮或其他的各種癮，並非一種想改就能改的行為模式，而是一種自己無法控制的大腦質變。

更有甚者，一旦酒精成癮性發生，大腦已經習慣了持續大量的酒精所帶來的刺激以及神經傳導物質的改變，此時若突然戒斷酒精，將會掀起腦內的一場大風暴，引起身體的劇烈反應，稱為酒精戒斷症候群（alcohol withdrawal syndrome）。輕則焦慮激動、睡不著、噁心嘔吐、流汗、心跳加快、顫抖，重則產生幻覺與癲癇發作，甚至可能因為自律神經功能的急性紊亂，引起血壓心跳不穩而導致死亡。這也造成了許多酒精成癮者沒

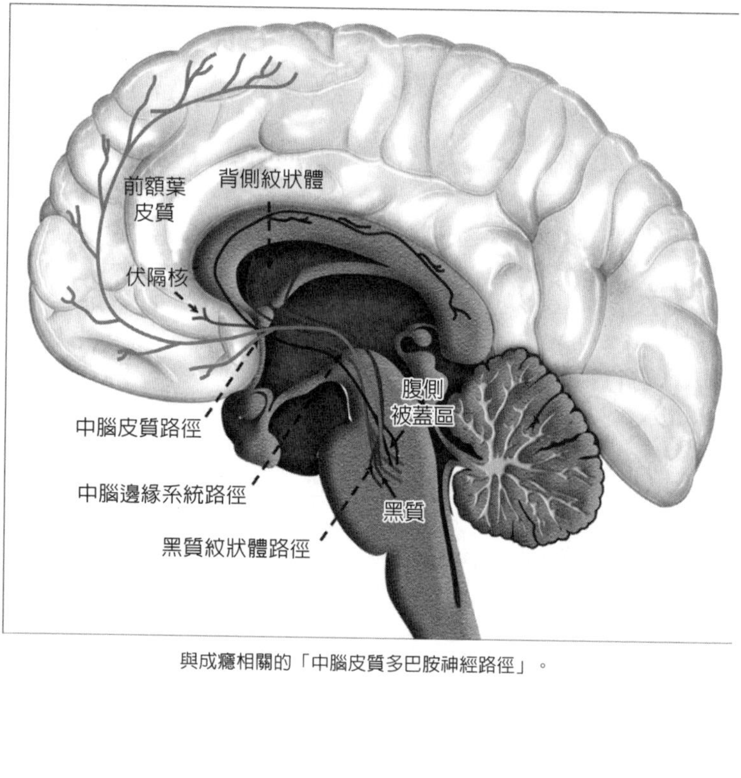

與成癮相關的「中腦皮質多巴胺神經路徑」。

辦法說戒就戒，而必須尋求醫學專業的幫助才行。

酒精成癮的防治之道，絕非像古人所想像的那樣，可以從道德規誡以及強力禁絕當中找答案。近現代科學所累積的知識告訴我們，包括藥物治療，行為與心理治療，以及互助團體的整合性治療模式，才最有機會幫助到酒癮患者，從而降低酒癮所帶來的社會問題。近年來還多了一個特別有意思的新發展，由於腦科學已經告訴了我們成癮的腦迴路變異，科學家與醫師就開始合作，嘗試用植入腦部深處的電極來刺激一些關鍵位置，或是從頭皮表面用磁場或電場刺激調節腦迴路的活動來治療酒癮，並取得了相當值得期待的成果，極可能成為未來治療成癮的利器。這個有點像科幻題材的成就，是基於現代腦科學理解來開發腦疾病治療的成功範例之一，就算是想像力最豐富的古人，恐怕也做夢都料不到吧。

美酒是大自然的恩賜，整體來說對人類利大於弊，它的危害從「癮」開始。癮的發生，往往是逐步漸進，隱而不顯的。從看似正常的樂在其中，演變成小小的行為偏差，再進而轉化為積重難返的大腦改變。在酒以及其他娛樂用物質盛行並且容易取得的當代，我們了解物質成癮的原理，牢記趨利而避害，無疑才是放心享樂的先決條件。

毒之王者　王者之毒

同一個毒物，當過頂尖的殺手，也當過病患的救星……

從西元一九五〇年代開始，邵氏兄弟影業就是香港電影的重鎮。當今有一點年紀的人，小時候國片的啟蒙，可能大多都是邵氏出的片子。邵氏的李翰祥導演，無人不知無人不曉，他拍了不少以中國歷史為背景，掌故傳說為骨幹的名片。其中有不少為了迎合觀眾的喜好，會走上「香豔」的路線，雖然從今天的眼光來看其實還滿保守的，但在當年封閉古板的社會風氣之下，卻已經顯得頗為大膽，讓觀眾耳目一新。比方從古典小說《金瓶梅》取材的就有好幾部，包括《金瓶雙艷》、《金瓶風月》、《少女潘金蓮》等等。不過平心而論，雖然同為商業取向，比起今天一些為情色而情色的電影，當年李大導的這些所謂的香艷作品要含蓄細膩得多，並且真的有帶上一些文史教育的功用。

邵氏西元一九七三年出品的一部李翰祥電影，取名為《風流韻事》，片名引人遐思，大概也吸引了不少風流客掏腰包進場。但不知他們後來有沒有大呼上當，因為這部片子真的沒有什麼養眼之處，而是在講歷史上三個有趣的掌故傳說故事。片名的「風流」二字，顯然是取的古義，魚目混珠誘人買票，細思起來可發一噱。片中的第二段故事，就是在講野史筆記中傳說的《金瓶梅》這本書的成書由來。

《金瓶梅》的名氣很大，但作者「蘭陵笑笑生」一直沒有人知道是誰。照《風流韻事》電影的劇情，《金瓶梅》的成書經過，本身就是個精采的驚悚故事。劇本的根據是佚名作者所著《寒花盦隨筆》中的記載，說《金瓶梅》的作者其實是明代的大名士王世貞，他的父親王忬因為私怨被奸相嚴嵩公報私仇殺害，其中牽涉到的一個「抓耙子」唐荊川，就成了王世貞不共戴天的殺父仇人。王世貞知道唐荊川愛看小說，而且讀書時有用手指沾唾液翻書頁的習慣，就為他寫出了這部《金瓶梅》，在每一張書頁的角落浸了毒藥，然後找人趁唐荊川車子經過時大聲叫賣「天下第一奇書」。唐荊川果然上當，買了回去一看，愛不釋手，邊翻頁邊舔指頭邊看，這麼一來就吃下了許多書頁上浸的毒，最後毒發身亡。

這個「孝子設計毒殺仇人」的故事，其實沒有什麼真憑實據，很可能是被硬生生編造出來的，但故事的本身確實引人入勝。尤其讓我們知道，中國古代的毒殺技術十分的進步，毒藥也不難取得。印證《金瓶梅》小說本身的情節，西門慶，潘金蓮，與王婆合謀殺害武大郎：

王婆道：「如今這搗子病得重，趁他狼狽，好下手。大官人家裡取些砒霜，卻交大娘子自去贖一帖心疼的藥來，卻把這砒霜下在裡面，把這矮子結果了……」……且說西門慶去不多時，包了一包砒霜，遞與王婆收了。這婆子看著那婦人道：「大娘子，我教你下藥的法兒。如今武大不對你說教你救活他？你便乘此把些小意兒貼戀他。他若問你討藥吃時，便把這砒霜調在心疼藥裡。待他一覺身動，你便把藥灌將下去。他若毒氣發時，必然腸胃迸斷，大叫一聲。你卻把被一蓋，不要使人聽見，緊緊的按住被角。預先燒下一鍋湯，煮著一條抹布。他那藥發之時，必然七竅內流血，口唇上有牙齒咬的痕跡。他若放了命，你便揭起被來，卻將煮的抹布只一揩，都揩沒了血跡，便入在材裡，扛出去燒了，有甚麼不了事！」

為什麼西門慶的家中隨時拿得出砒霜？難道他每天都蓄勢待發要謀殺別人的丈夫？其實在當時砒霜是藥房的常備品。倒不是說藥房為了因應天天都有人毒殺親夫的市場需求，而是砒霜是當時常用的毒老鼠害蟲藥，同時也一直都是正規的中藥材。拿它來毒殺別人，只不過是它的「仿單標示外使用」（off-label use）罷了。砒霜在古代中國醫學中的角色不輕，在《本草綱目》和《神農本草經》中都有記載。用來治療的病症多矣，像是哮喘、瘧疾、癲狂、絛蟲甚至壯陽等等，所以不難買到。只不過若是一買就一大包，什麼其他藥材都沒配的話，就未免可疑。

拿砒霜來毒死人，王婆說得輕鬆寫意，看起來經驗老到，大概也是因為當時人對砒霜的毒性已經很熟悉，早已把它當成了「居家旅行，殺人滅口」的必備良藥吧。不過王婆顯然也是道聽途說，不是真的有臨床經驗，所以才會說出「七竅內流血」的外行話，因為砒霜雖然毒得死人，中毒的人卻不會七竅流血，連一竅都不會。這證明古人用藥害人或是用藥救人，都憑著口耳相傳或個人經驗，並不真的了解藥物的化學成分以及對人體的生理作用，所以雖然言之鑿鑿，卻通常並不可靠。

砒霜是一種「砷」（Arsenic）的化合物，學名叫「三氧化二砷」（Arsenic trioxide，As_2O_3）。人的砷中毒分兩種：急性與慢性。前者是一次攝取了大量的砷，如果是砒霜的話，只要一顆豌豆大小就算很大量。後者是分次少量攝取，累積在人體最終達到害命程度。所以想要用砒霜殺人，就有這兩種方法：一是一次給他吃下去足夠的量，就像潘金蓮對武大郎的做法。急性砷中毒會引起嚴重嘔吐，腹部疼痛及腹瀉，痙攣，麻痺，以及死亡，由於症狀很像食物中毒，常會被誤以為是死者自己倒楣，不會想到是被下毒。二是慢慢地給他，就像王世貞對唐荊川的做法。慢性的砷中毒會慢慢損傷神經系統，心臟血管，肝臟，以及腎臟，症狀不像急性砷中毒那麼戲劇化，

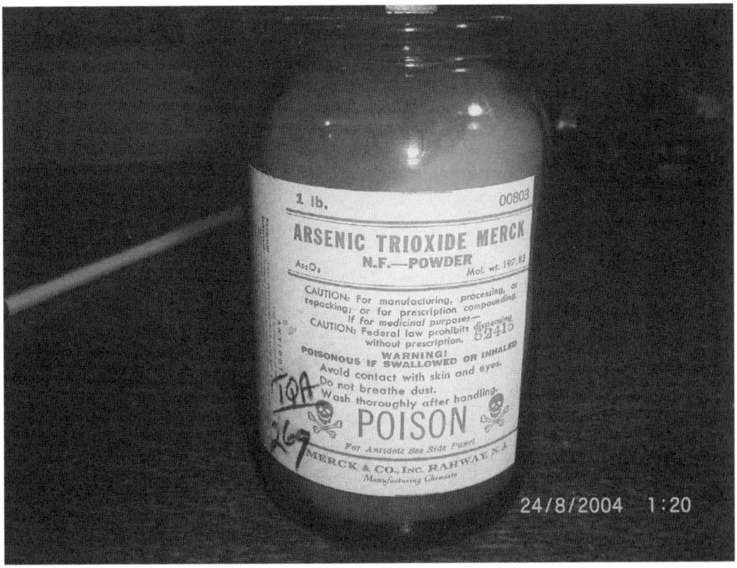

作為藥物使用的砒霜。

但累積到一定程度也會一命嗚呼。

砒霜之所以會成為古人毒殺別人的用藥首選，要感謝它的化學特性。三氧化二砷的外觀呈白色粉末狀，像霜，所以才叫作砒霜。最重要的是它無臭無味，可溶於水，所以混在食物或飲料中，受害者不會因嚐嗅到異味而警覺，可以真正的做到「殺人於無形」。不過這裡要注意，只有提煉技術精良，不含雜質的砒霜產品才是白色無臭無味的。不純的砒霜則經常混有大量的硫或硫化物，不但會發出刺鼻異味，就連顏色也不白而呈現紅色，這時它就得到了一個新名字「鶴頂紅」（對，就是那個有名的鶴頂紅）。用鶴頂紅來毒人很難神不知鬼不覺，除非是自願或被強迫之外，恐怕就只能混在顏色很深，味道很重的食品或草藥當中，才有可能成功了吧。

我們在小說或影劇中，經常看到「銀針試毒」的情節：在宮廷中或客棧裡，一盤佳肴端上桌面，餓慌的眾人正搶著下筷，忽然有一人大喊：「且慢！」不慌不忙的掏出一根銀針，在大家屏氣凝神的緊張氣氛中，插入那盤菜再拿出，緊盯著看一陣子，針沒有變黑，然後鬆一口氣宣布：「好了，沒毒！」這看看就好，別當真。銀跟硫接觸會發生化學作用，產生黑色的硫化銀，所以碰到含有硫的毒物（比方鶴頂紅）銀針才會變黑。至於大多不含硫的毒藥，包括正字標記良心生產的純砒霜，銀針是試不出來的，呵呵。

說到宮廷，好像是個很危險的地方，既是權力鬥爭的中心，想必會有很多人死得不明不白。所以宮廷劇都會給皇上安排一個「試毒太監」，皇上的每道菜，他都要先試吃一下（這個工作的職業風險其實沒有想像中高，而且伙食超棒）。雖然史上頗有一些王公貴人的死因啟人疑竇，但現代人也沒法坐時光機回去幫他們驗屍，所以懷疑終究只能懷疑而已，不是嗎？

但科學的力量，有時出乎人的想像。中國史上倒數第二位皇帝光緒帝急著改革，結果於西元一八九八年戊戌變法失敗後，被慈禧太后幽禁在中南海瀛台，成了傀儡。十年後的西元一九〇八年，慈禧死亡，離奇的是，當時年方三十七歲的年輕光緒皇帝，卻趕著在慈禧死亡的前一天先行死去，死因不明。歷來的史家以及民間傳聞，都合理的懷疑光緒是被毒殺的，但沒有證據。直到西元二〇〇八年，中國「國家清史編纂委員會」提出報告：對光緒帝遺體的研究，發現光緒帝的頭髮，遺骨，胃腸內容物，與衣褲都含有超高濃度的砷，因而確定了光緒皇帝是被人用砒霜毒死的，再無疑問。

無獨有偶，在西方的古代歷史中，砒霜的角色也很重要，並且也跟在中國一樣，一身兼具殺人與強身的雙重角色。早在兩千多年前的古希臘醫學之父希波克拉底（Hippocrates，西元前四六〇—前三七〇年），就曾用砷的硫化物來治療人體潰瘍。事實上，砷（Arsenic）這個英文字的字源，就來自於希臘文「Arsenikon」，是「強效」的意思。此後砷在西方古代醫學史上經常可以見到，除了做成藥膏來治療體表潰瘍與腫瘤之外，砷也被做成藥水與藥丸，來治療包括氣喘，濕疹，各種感染發炎，梅毒等林林總總的病症，並可以用來安神或是補身。歐洲十九世紀時有些愛美的女性，甚至會定期服用少量的砷，故意造成微量中毒讓膚色蒼白，以迎合當時的審美觀。據此看來，在科學普及之前，西方古人的作死程度，完全不遜於中國古人。

西方人想要毒殺別人時，也跟中國人一樣特別愛用砒霜，原因相同。義大利小說家安伯托．艾可（Umberto Eco，西元一九三二—二〇一六年）西元一九八〇年的暢銷小說名著《玫瑰的名字》（*Il nome della rosa*），情節懸疑高潮迭起，引人入勝，並於西元一九八六年改編成電影，由史恩．康納萊（Sean Connery，西元一九三〇—二〇二〇年）扮演男主角偵探修士威廉，在片中偵破了山區修道院發生的一連串神祕謀殺案。那個謀殺的手段，正好跟《寒花盦隨筆》中寫的王世貞毒害唐荊川的方法完全相同，是在書頁上浸了毒藥，讓讀那本書的人不知不覺中毒身亡，可見好的創意不會寂寞。《玫瑰的名字》與《寒花盦隨筆》裡面都說書頁浸了毒藥，卻沒有具體言明是哪一種毒藥，不過照理推斷，首選應該就是砒霜，因為它無臭無味，邊看書邊舔手指的受害者才不會發現異樣。

正因為砒霜的難以察覺無法防範，讓它成為西方謀殺史上的要角。特別是在一些高規格，高敏感度的謀殺需求上，砒霜都頻頻建功。比方古羅馬有名的暴君尼祿（Nero，西元三七—六八年），據說就是用砒霜毒殺了自己的弟弟不列塔尼庫斯（Britannicus，西元四一—五五年），才順利當上羅馬皇帝的。其後歐洲貴族對砒霜的喜愛一直沒有減退，特別出名的一個例子，是中世紀義大利的波吉亞家族（the Borgias）。波吉亞家族出了一個大人物——教宗亞歷山大六世（Pope Alexander VI，西元一四三一—一五〇三年），這位教宗鼓勵轄下的主教們盡量地向老百姓們斂財，等到某位主教的財富累積到一個程度，亞歷山大六世就在波吉亞家舉辦盛宴，把那位主教邀請來慶功。宴會中給他喝的葡萄酒裡，就摻有砒霜。等這位主教死

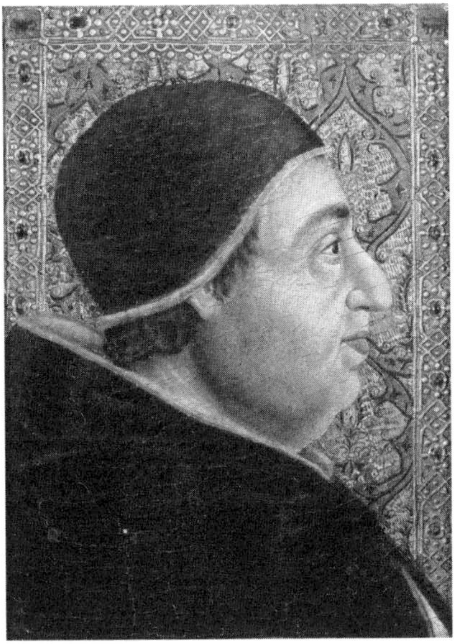

善用砒霜發大財的教宗亞歷山大六世。

後，他的財產依規定納入教會，教宗就再把這筆財產偷偷的挪移到波吉亞家，就是一個養肥了殺的概念。

砒霜長期以來受到西方王族的廣泛愛用推薦，為它自己賺得一個「王者之毒」（The Poison of Kings）的美名。印證前面提到的光緒帝被用砒霜毒殺的史實，證明中西方的王者英雄所見略同。

砒霜其實非常的便宜易得，地位高貴但身價不貴。君子之德風，王者既然愛用砒霜，平民百姓當然沒有理由不跟著愛用。隨著歐洲社會的變遷，人們使用砒霜的原因與下毒的手段也不斷的推陳出新。

十七世紀的義大利，出現一位名為朱利亞．托法納（Giulia Tofana）的職業女性。她發明了一種叫作「托法納水液」（Aqua Tofana）的化妝品銷售，在仕女圈中大受歡迎。這瓶水液的包裝就如同一般市面常見的化妝水，但裡面的內容物卻是砒霜溶液。它的主要功用，是「幫助婦女同胞擺脫不幸的婚姻」。當時的社會風氣保守，女人嫁了人就是一輩子，不管丈夫是酒鬼也好，對妻子暴力虐待也罷，根本就沒有離婚那回事，妻子想要擺脫壞丈夫，就只有丈夫死亡一途。當然，愛用「托法納水液」的女士們，未必都因為丈夫的素質太差，也有一些是為了貪圖遺產，所以當時這種化妝水還有個渾名，叫「繼承毒藥」（inheritance poison）。回頭比較一下《金瓶梅》，同樣是謀殺親夫，古代的中國女人都是偷偷摸摸的個體戶，古代的西方女人卻懂得合作力量大的企業經營模式，這證明任何文化都不能墨守成規，而應多所借鏡。

西方人士熱愛砒霜的風潮越演越旺，到了十九世紀時，砒霜已經成為歐洲最流行的謀殺毒藥。你若是生活在當時的歐洲，你的鄰居哪天不明不白地死了，猜是砒霜最有可能答對。砒霜的這種「吃時不知道，死後驗不出」的完美犯罪工具性，一直持續到了西元一八三八年。那年有一位英國化學家詹姆斯・馬許（James Marsh，西元一七九四—一八四六年）發明了精確測量砷的方法，並用他的方法在法庭上證明一個被告有罪，此後用砒霜殺人的風氣才因此稍歇。由於砒霜擁有毒藥史上無可取代的地位，它又為自己賺得了另一

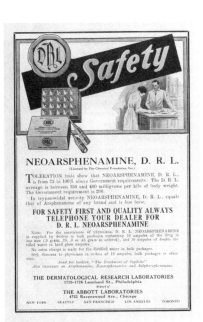

二十世紀早期上市的抗梅毒藥「新砷凡納明」。

個「毒之王者」（The King of Poisons）的美名。

前面提到，中西古人除了都用「王者之毒，毒之王者」砒霜害人，效果卓著之外，也都曾嘗試用它來治療各種疾病，但是因為並不真的能駕馭它，所以難稱有什麼療效，更可能的情況是造成嚴重甚至致死的副作用。到了二十世紀，終於有聰明的科學家想到，砒霜這麼毒的東西能殺死人，想必也可以殺死細菌與癌細胞，好好控制它的副作用的話，應該可以成為良藥。二十世紀初時，據此研發的砷化合物藥物砷凡納明（Arsphenamine），成為抗生素出現前治療難纏的梅毒的最佳藥物。而到了二十世紀後期，砒霜還成了新的抗癌藥物，對白血病（血癌）療效卓著。王者畢竟是王者，連續幾千年的歷史中，品質獨特天生麗質的砒霜，激發了許多古人下毒的創意，成為殺人的利器，但一旦經過科學的感化，卻也很快就改邪歸正，從頂級殺手一變而為病患救星。

假戲真做的醫學

假藥與騙術，才是醫學史上最淵遠流長的治療……

人生了任何病都是苦事，所以都想要把病治好，但治病未必都會去找醫生。比方說，在西方有那種「神能布道醫治大會」，在成千上萬信徒們高亢興奮的喊叫當中，一位坐輪椅的癱瘓病人被推上台。主持的牧師將手按在患者頭上，大聲央求神展現大能，此時全場觀眾也齊聲禱告歌唱，鼓勵病患。果然，這位癱瘓的病人顫顫巍巍的從椅上站起，邁步走路。此時全場歡聲雷動，氣氛達到沸騰，一同歡頌神的恩典。不只癱瘓者行走，其他像聾人聽見，啞者開口，癌症痊癒等等也都不在話下。這種神蹟治病有其依據：耶穌當年四處旅行傳道之時，很重要的日常業務之一就是幫病患趕鬼治病（在耶穌生活的時代，幾乎所有的疾病都是鬼造成的，所以趕鬼跟治病是一回事）。

在東方，類似的事也屢見不鮮。唐代段成式的筆記小說《酉陽雜俎》中有一段奇人奇事，說是段成式親眼所見，很有代表性（節錄，譯為白話）：

「蜀地有個費雞師，一雙血紅眼睛，七十多歲了，有替人治病的奇技。他到病患家會抱一隻雞，在人家院子裡設祭壇，唸唸有詞禱告，然後取一顆雞蛋大的鵝卵石讓病人握著，費雞師則邊踏著法步邊大聲斥叱。此時奇事發生，那隻雞自己就開始轉圈圈，轉著轉著就死了，而病人手裡的那顆鵝卵石也自動的四分五裂。」

這麼看來，這位費雞師是用超能力把患者的病「轉」到了那隻無辜的雞，還有那顆石頭的身上，讓它們代替病人受過，病人自然就會好了。類似費雞師這樣的奇妙治病方法，看來旁門左道，但在中國古代是被正統醫學所承認並接受的，叫作「祝由」。最早見於兩千多年前的中國醫學聖經《黃帝內經》當中，比基督教《聖經》還要早上許多。所謂「祝由」，就是不用針，不用藥，而用祝禱，動作，儀式，道具，符咒，咒語等手段來幫人治病。它後來還堂而皇之的成為中國傳統醫學的正式科別之一，就稱為「祝由科」。一直到今天，它依舊以種種「民俗療法」的形式，廣泛的存在於華人社會當中，幫人看診治病。

基督教的「神能療法」與中國傳統醫學的「祝由療法」的力量來源有所不同，前者來自一神信仰的萬能上帝，後者則不說清楚來自什麼，你覺得是什麼就是什麼。但兩者在原理與方法上完全相通：都是藉著非物質，超自然的力量達到治療效果，都必須有些特別的儀式，手勢，以及話（咒）語，而且旁觀者與當事人越是投入，越是堅信，「療效」就越是驚人。

常常看歷史，就會發現大多古人都很天真。他們聽人家說什麼就是什麼，而很少去追究「為什麼？」，也很少去質疑「真的嗎？」。人既然已經倒楣生病了，你說是鬼害的所以要趕鬼，聽著很有道理，他說是邪氣入侵要喝符咒水驅邪，聽著也很可靠，能幫上病人就好。只是隨著時代演變，人們見識既廣，知道的事總是會慢慢多起來，上面這些頗可疑的醫療系統，就不能不與時俱進，改變一下它的理論根據。比方歐洲在脫離了中世紀，經過文藝復興的洗禮後，就發生了這樣的「轉型」。

十八世紀後期的法國巴黎人心激昂，人們對科學尚未有根本的了解，但已經知道了牛頓（Isaac Newton，西元一六四三—一七二七年）的重力，聽過了富蘭克林（Benjamin

Franklin，西元一七〇六—一七九〇年）的電力，親眼見到熱氣球中的神祕氣體有力量把人抬到高空，整個社會彌漫著對科學的狂熱。時值西元一七七八年，一位奇人從奧地利來到了巴黎，名叫法蘭茲·安東·梅斯梅爾醫師（Franz Anton Mesmer，西元一七三四—一八一五年）。

梅斯梅爾醫師在維也納執業，自己發明了一套生命學說與醫療系統：人的生命與健康，依賴來自於星辰的「磁力流」，磁力流透過我們身體數以千計的管道流通周身。他把這種人體中的磁力稱為「動物磁」（animal magnetism），以別於磁鐵所發出的「礦物磁」。人會生病，都是因為動物磁的流動受到了阻滯，而要治癒疾病，就必須用外力來打通管道，恢復磁力流的暢通。怎麼打通呢？就要靠他這種受過訓練的專業人員，用各種方法整修病人的磁場來幫他打通。

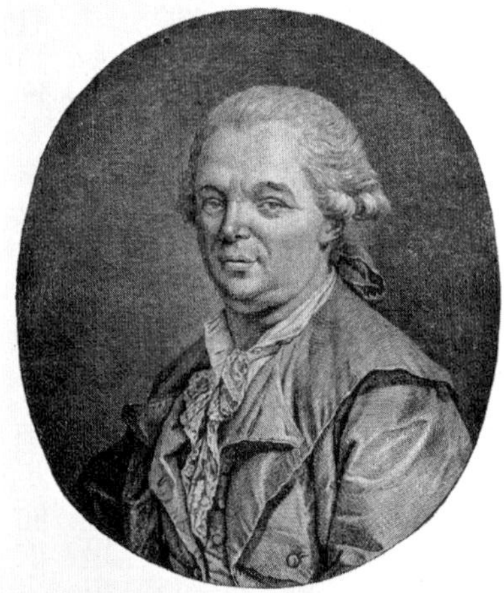

磁功大師法蘭茲·安東·梅斯梅爾醫師。

不知道梅斯梅爾是否有偷看過中國古書的翻譯本，並且從中受到啟發，但他的學

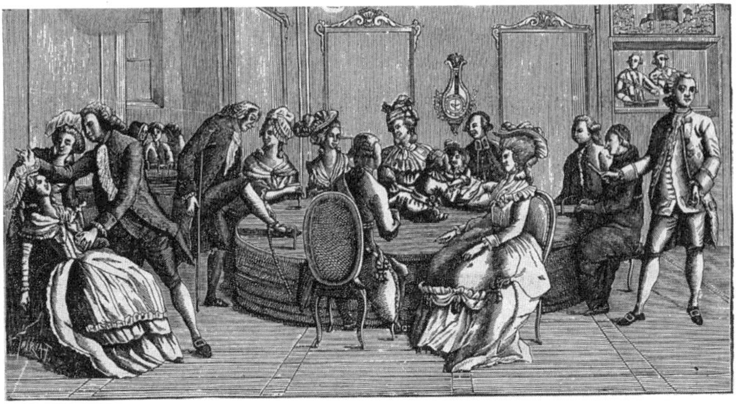

梅斯梅爾的動物磁療法一景。

說與做法，跟中國人說的「氣」與「氣功」簡直就一模一樣。這位「磁功大師」開了一間「磁力診所」，吸引到眾多病患，發了大財，卻引起奧地利當局的警覺注意，逼得梅斯梅爾只好離開家鄉，搬到巴黎另起爐灶。

梅斯梅爾的療法分團體與個人兩種：團體療法是在一個大房間的中央，放著個好大的裝著「磁化水」的有蓋木桶，圍坐著十幾二十位患者。從蓋子上的許多小孔，穿出一根根的彎曲鐵棒，另一端指向每個患者病症的位置。梅斯梅爾做出種種特殊的手勢與眼神，將磁力導入患者的身體，旁邊有人鋼琴伴奏。至於個人療法，則是梅斯梅爾與病人相對而坐，兩人的膝蓋緊貼，梅斯梅爾的眼睛牢牢地凝視患者的雙眼，兩手在他身上的不同位置游移按壓。

梅斯梅爾顯然是一位深具個人魅力與神祕感的人，在他的治療之下，許多患者感覺到「磁力流」在自己的身體裡面流竄，有些人會不由自主的手舞足蹈起來，甚至痙攣昏厥，而後感到自己脫胎換骨，不藥而癒。這種奇妙的治療方式，讓後來的英文字典裡面出現一個新單字「mesmerism」（催眠術），就來自於梅斯梅爾（Mesmer）的名字。不過催眠術本身後來發展出另外一整套理論與實行系統，跟梅斯梅爾的那一套已然大不相同。

梅斯梅爾在巴黎的生意與名氣，更遠勝過維也納時期。他的收費非常昂貴，但越貴越出名，求他診治的貴族與富人們絡繹不絕，就連法國國王路易十六（Louis XVI，西元一七五四—一七九三年）的皇后瑪麗・安東妮（Marie Antoinette，西元一七五五—一七九三年）也成了他的鐵粉病患，部分原因是瑪麗本人也是奧地利人，跟梅斯梅爾有同鄉之誼。有了皇后的背書與宣傳，梅斯梅爾更是風生水起，日進斗金。後來還因為實在太忙，不得不辦起了訓練班，開起了連鎖店。成員中有一位名醫查爾斯・戴斯龍（Charles Deslon，西元一七三八—一七八六年），是梅斯梅爾的親炙弟子，不遺餘力的宣揚磁力療法。

巴黎的正統醫界對梅斯梅爾十分的感冒，因為他搶走了太多其他醫生的病人。科學界也對他非常的排斥，因為他怎麼看都像個騙子。越來越多針對梅斯梅爾的投訴送到了當局，路易十六頗覺無奈，就指派了一個科學委員會來客觀的調查。

這個科學委員會頗不簡單，每一位成員都是赫赫知名的科學家。主席就是電磁專家富蘭克林，他當時正巧身任美國駐法大使。其他成員包括天文學家讓・巴伊（Jean Bailly，西元一七三六－一七九三年），以觀測哈雷彗星以及木星衛星而著名，植物學家安托萬－羅倫・德朱西厄（Antoine-Laurent de Jussieu，西元一七四八－一八三六年），他發明的植物分類系統一直使用到今天，「近代化學之父」安托萬－羅倫・拉瓦錫（Antoine-Laurent Lavoisier，西元一七四三－一七九四年），以及人道主義名醫約瑟夫・吉約丹（Joseph Guillotin，西元一七三八－一八一四年）。

梅斯梅爾本人拒絕接受調查，因此委員會只能去調查他的學生戴斯龍的磁力診所。這個委員會設計了可能是科學史上首度的「盲測研究」，包括了一連串的不同測驗。其中一個測驗在富蘭克林的宅邸花園舉行，用的是戴斯龍自己提出的方法，以及他挑選的「明星病人」。戴斯龍先「磁化」花園中的一棵樹，聲稱這位病人只要一碰到這棵樹，一定會感受得出來。於是委員會就把這位病人的眼睛矇起來不讓他看，帶他來到一排樹的前面，請他逐棵的擁抱這些樹，看能不能感覺到樹的磁力。結果這病人從第一棵抱到第三棵，身體越來越麻，抱到第四棵時終於不支倒地昏厥，發生了典型的治療反應。而事實上戴斯龍所「磁化」的，是站在旁邊不相干的另一棵樹。

委員會最終提出了他們的見解，認為梅斯梅爾所宣稱的「動物磁」完全沒有根據。儘管梅斯梅爾本人以及其他執業者們強烈的抗議，質疑實驗的準確性，梅斯梅爾療法終究還是慢慢的衰微了。

順帶一提，不久之後法國大革命爆發，幾年之內，事件的好幾位當事人，包括國王路易十六，皇后瑪麗，巴伊與拉瓦錫（這兩位都當了政府官員）都被送上了斷頭台。很巧的是，斷頭台（guillotine）是另一位委員吉約丹醫師的發明，這個有效減少受刑人痛苦的劃時代產品的名字「guillotine」，正是由發明者吉約丹（Guillotin）醫師而來。

「神能」，「祝由」，與「磁力」這些花樣百出的治療，有效嗎？如果你說它們有效，它們明明就很鬼扯，並且放在科學環境之下接受客觀檢驗，沒有一個通得過。但如果你說它們沒效，為什麼從古到今會有那麼多的患者趨之若鶩，信誓旦旦的說被它們治好了？當然，其中頗有一些是純粹的偽裝與騙術，是串通好的假病人，但並非百分之百都是。這該怎麼解釋呢？這個問題的答案，就在於「有效」的定義是什麼。

如果把「治療有效」定義為「客觀地讓身體的疾病消失，讓病人恢復健康」，比方說讓肺結核痊癒，讓腫瘤消失，或讓巴金森病人行動改善的話，那麼現代人可能很難想像，人類有文字可稽的醫學史雖然長達好幾千年，但幾乎所有疾病的有效治療，都只出現在二十世紀以後。換句話說，在那之前的所有醫師對病患的一腔熱誠與滿懷善意，都僅僅只是熱誠與善意而已。但如果把「治療有效」定義為「病人覺得自己病痛減輕，身體明顯變好」的話，則從遠古開始就例證太多，史不絕書。這怎麼回事呢？

二十世紀早期的醫師們對這件事心知肚明，他們從自己豐富的行醫經驗中經常觀察到，有時候醫師給的藥明明就不該有效，甚至根本給錯了，可是偏偏病人還好起來。美國的麻醉科醫師亨利．比徹（Henry Knowles Beecher，西元一九〇四－一九七六年）對這個現象體會特別深。比徹醫師是哈佛醫學院的大牌麻醉科醫師，遇上第二次世界大戰爆發，「醫療救國」，加入了美國陸軍。在軍中，麻醉科醫師最重要的任務除了手術之外，當然就是為傷員或病患止痛。當時最有效的止痛方法就是注射嗎啡，可是僧多粥少，嚴重疼痛的患者極多，但軍中未必時時都會有充分的嗎啡補給，所以總會遇上青黃不接的時候。比徹醫師遇到嗎啡用完時，偶爾就用生理食鹽水當嗎啡的「代用品」給病患注射（這不知該算急中生智還是膽大包天）。結果他發現，生理食鹽水的止痛效果還真不錯。

比徹醫師後來在西元一九五〇到六〇年代間發表了系列的論文，討論這種「給了沒作用的假藥，卻真正改善了病人的症狀」的現象。他甚至還注意到，雖是用同樣的藥物治療一些病（例如胸痛），但由一位看起來充滿熱誠，信心十足的醫師開出來的藥，硬是要比一位看起來不是很有把握的醫師開出來的藥效果要好。根據他的統計，有高達三分之一的使用假藥的病人，覺得假藥讓他們的病情改善。基於他以及其他許多醫師的共同經驗，醫學界漸漸注意到所謂的安慰劑效應（placebo effect）。

這個安慰劑效應，其實替各種醫學研究製造了不小的麻煩。比方過去不知道這事的時候，我們想證明一個藥對某個病有沒有效，就把病人用這個藥之後的病情，跟用這個藥之前的病情相比較就好。既然知道了有安慰劑效應，光憑病人有進步，就很難確定他的進步是來自於真正的療效還是安慰劑效應。這逼著之後想做醫學研究的人，實驗設計都必須增加一個「控制組」（或對照組）才行。實驗組的病人給的是真藥，而控制組的病人給的是假藥（即安慰劑，外型跟真藥一模一樣，但裡面是麵粉之類的東西），只有當實驗組的病人病情進步的幅度明顯大過控制組的病人病情進步的幅度時，才能證明真藥有優於安慰劑的「真正」療效。要是沒有這個討厭的安慰劑效應的話，醫學研究的經費跟人力都可以節省一半。

反過來說，安慰劑效應對醫師的醫療業務滿有幫助。近期的研究發現，某些情境特徵，比方就醫的環境（專業的儀器，滿牆的證書，各種人體掛圖模型），醫師的外貌態度（筆挺潔白的白袍，權威自信的表情，熱切誠懇的眼神），用語（「吃了這個你就會舒服一些喔」），儀式感（身體檢查，觸摸，打針）等等，都有很強的安慰劑效果。懂得運用這些技巧的醫師，不管治療什麼頑強難症，就算只給麵粉片，病人都會覺得有進步，真正對症下藥的話進步當然就更大了。雖然這是現代的科學研究發現，但老實說，不待科學研究，布道醫治大會中聲嘶力竭的牧師，跟雞有仇的費雞師，還有磁力王梅斯梅爾，都早已憑著自己的聰明與經驗領悟了這個道理。

習慣了神奇醫學科技的的現代人，可能會對安慰劑效應嗤之以鼻，認為它只不過就是個「心理作用」罷了，不值得注意，這就太小看了安慰劑效應。前面提過，幾乎所有疾病的可靠治療，都只出現在二十世紀以後。在那以前，任何人生了任何病如果會「好」，一是那種病本來就自己會好，二是人體有自癒的能力。至於當時的醫療對病人的貢獻，除了少數「驗方」確實能改善一些小毛病外，

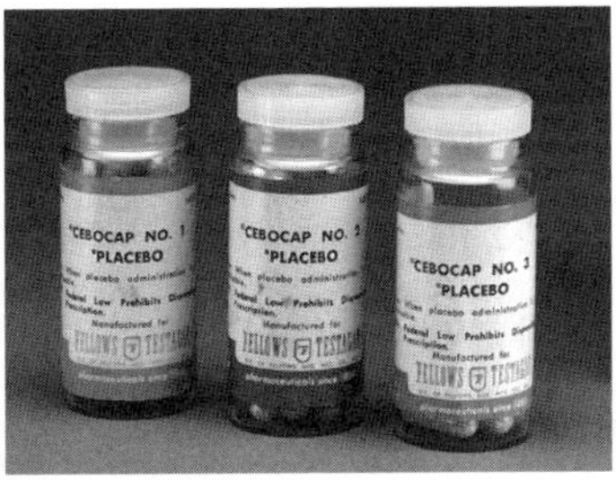

用於藥物試驗或實際治療的安慰劑。

我們不誇張的說，絕大多數都是安慰劑效應。所以，安慰劑才真正是在漫長的人類史上陪伴著無數病患，為他們解除病痛的醫療主流。那麼，安慰劑只是訴諸心理作用，對疾病無實質幫助的騙術而已嗎？近年來，許多科學家深入的研究安慰劑效應，對此有著全新的看法。

前面說過，現代比較高品質的醫學研究，包括藥物試驗，都會有「控制組」（只服用安慰劑的病人），這就給了科學家相當多的機會來研究安慰劑的效果。有非常多的研究顯示，有高比例的服用假的止痛劑或塗抹假的止痛藥膏的病人，疼痛會明顯的減輕，忍受外來疼痛的耐性會明顯的增加。也有高比例的服用假的抗憂鬱劑的病人，心情會變好，憂鬱症會改善。這個比較容易理解，因為疼痛跟心情都是主觀的感受，用「心理作用」似乎不難解釋。然而，另外有很多研究的發現特別有趣：服用假的降血壓藥的高血壓病人，血壓真的會降低，而服用假的心臟藥的心臟病人，因心臟病死亡的機率要明顯地比沒有服用假藥的病人低。這要怎麼說呢？

藉著諸如功能性磁振造影，腦波圖，腦磁圖，正子造影，誘發電位，神經化學等等新穎的科學儀器與方法，科學家發現，安慰劑的所謂「心理」作用，其實連帶著豐富的「生理」變化。包括自主神經系統，免疫系統與發炎反應，神經內分泌系統，神經傳導物質，以及大腦迴路活性等等。因此能導致人體血壓心跳，胃腸蠕動，疾病抗性，感覺心情等等的變化。使用安慰劑之所以有效，是因為它真正的造成身體的變化。

舉例來說，人的大腦有疼痛的迴路，身體受到疼痛時會激活這個迴路。科學家現在可以用功能性磁振造影親眼看到疼痛迴路的活躍情形，人體承受到的疼痛越大，這個迴路的活性就越高。疼痛的病人吃了止痛藥，疼痛減少，疼痛迴路的活躍就會跟著降低。有趣的是，那些吃了假的止痛藥而進步的疼痛病人，不但主觀覺得疼痛減少，他的疼痛迴路活躍程度也真的跟著下降。再舉例來說，巴金森病的動作遲緩症狀，是大腦基底核的多巴胺不足還有放電形態異常所造成的，有些病人吃了假的巴金森藥物後，動作真的明顯改善，而此時可以看見他們大腦基底核的多巴胺結合度真的有上升，放電形態也跟著改變。

孫中山先生說過，思想產生信仰，信仰產生力量。這雖是政治理論，但用在安慰劑效應上面卻是特別的貼切。很多人愛說「身心互相影響」，說「身心平衡」，說慣了順口而出，好像真的知道自己在說些什麼。但仔細想想，什麼是「身」？什麼又是「心」？這兩個字真的是兩個不同的東西嗎？所謂的心，不過就是古人對腦的稱謂，而腦原本就是身體的一部分，而且是居於主導地位的關鍵部分。腦接收來自環境的諸多刺激，向身體的其他部分發出種種指令與影響，來最佳化這個生物體的生存機會。維護身體的健康，自然是腦的最重要任務之一。而安慰劑效應，就是對此一生理機制的絕妙利用。古人雖不知其中道理，但憑著觀察與聰明，懂得了運用它的訣竅。所以雖然古人對各種疾病都一無所知，卻還能幫人治病，還有辦法「妙手回春」。對於擁有科學方法的現代醫學來說，真正去了解安慰劑效應，極可能是幫助我們解開大腦奧祕的又一把鑰匙。

海上醫學試驗

醫學先驅的試驗開創精神，一如縱橫四海的探險家……

是什麼讓一個人勇闖前人不曾涉足的境地，成就非凡的功業，名留青史？能力？勇氣？智慧？體力？這些也許都很重要，但恐怕還需要一個更根本的特質，就是有一點瘋狂。完全正常而沒有一點瘋狂的人，很難建立起與一般人差距那麼大的事功。

葡萄牙的探險家麥哲倫（Ferdinand Magellan，西元一四八〇—一五二一年），就是這麼一位有點瘋狂的人。十五世紀以後，世界上多數人已經同意地球是圓的，但在麥哲倫之前，不曾有人想過要去親身證明一下。西元一五一九年的八月，得到西班牙國王資助的麥哲倫率領一支五艘海船，約二百七十人所組成的遠航隊，從西班牙塞維亞出發，開始了環繞地球的壯舉。他的做法很簡單：一路向西找路，如果向西走卻能經過「東方」，接著回到出發點的話，地球就是圓的。此一壯遊歷時三年，最後完全達成目標，但也付出了沉重的代價。麥哲倫本人未能眼見自己的成功，在途經菲律賓群島時與島民戰鬥而喪生。繼承遺志的船員們最終回到西班牙時，全員只剩了十八人。換句話說，回到家的人數只有出發時的十幾分之一。

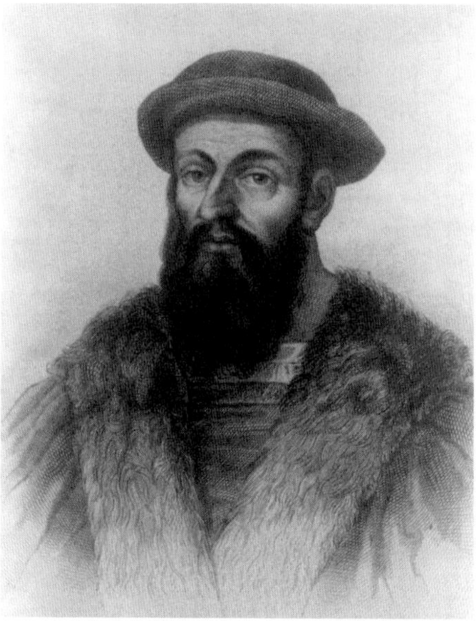
海洋探險家麥哲倫。

那麼多人是怎麼死的呢？不是戰鬥，是疾病。倖存的十八人中有一位安東尼奧．皮加費塔（Antonio Pigafetta，西元一四九一－一五三四年）負責整個航程的紀錄，他把這種殺死了大半船員的疾病描寫得很清楚：船隊已經有幾個月沒有得到食物補給，只能吃壞掉的餅乾，老鼠，甚至皮革跟木屑，喝髒污的水。「許多船員的上下牙齦腫起來，覆蓋住牙齒，然後病重死掉」。牙齦腫大正是「壞血病」的特徵。

壞血病並不是麥哲倫那時才出現的，它伴隨人類最少有幾千年，古埃及與古希臘都有關於它的生動記載。只不過遠古時人類的航海能力有限，所以這種好發於船員的壞血病就沒有那麼顯眼。十五世紀到十七世紀的「大航海時代」，遠航技術日益成熟，國際貿易的需求空前旺盛，船隻經常要在海上連待好幾個月，壞血病的恐怖就逐漸的展現出來。長久航行之後，船員會變得虛弱疲勞，手腳疼痛，貧血，牙齦紅腫，皮膚出血，傷口不癒合，接下來因為感染或出血而死。據估計，該時期壞血病造成的死亡數以百萬計，是最普遍的船員死因。

壞血病到底是什麼引起的，當時自然沒人知道。不同時代的古人們，曾經猜測了各種各樣的成因，包括感染，遺傳，環境毒素等等，不一而足。不過有一個現象，終於讓古人比較接近了壞血病的真正原因。他們觀察到，長期航海的船員，尤其因為船隻缺乏補給而只能吃腐壞食物的船員，特別容易得到壞血病。若有機會吃到柑橘與檸檬那類酸酸的水果，則對壞血病有幫助。古代的醫師們就據此下了推論，說壞血病是吃了太多腐壞的肉所造成的。為什麼腐壞的肉會引起壞血病呢？篤信正統「體液說」的醫師們，很自然的推斷，因為腐壞的肉是鹼性的，過多的鹼性會破壞人體體液的均衡，所以治療就應該是「酸鹼中和」。這個說法言之成理，無人質疑，導致了壞血病的標準防治方法：讓船員多吃些酸的東西。所以遠洋船上都會準備很多稀釋過的硫酸以及醋，是船醫的標準處方。到底有沒有效呢？很奇妙的，從來沒人想過該去驗證一下。

直到十八世紀，有一位服役於英國皇家海軍的詹姆斯．林德醫師（James Lind，西元一七一六—一七九四年），覺得那種「想當然爾」有點可疑，就破天荒的在艦上做了個臨床試驗：林德把十二位罹患壞血病的船員兩兩分成六組，大家都吃完全相同的食物，但在食物之外，這六組每天分別給予：（1）蘋果酒，（2）稀硫酸，（3）醋，（4）海水，（5）醫用蜂蜜軟膏，（6）兩個橘子和一個檸檬。結果還不到一個禮拜，吃橘子和檸檬的那組船員都好了，而其他五組船員直到兩個禮拜後都還沒有好轉的跡象。這毫無疑義的證

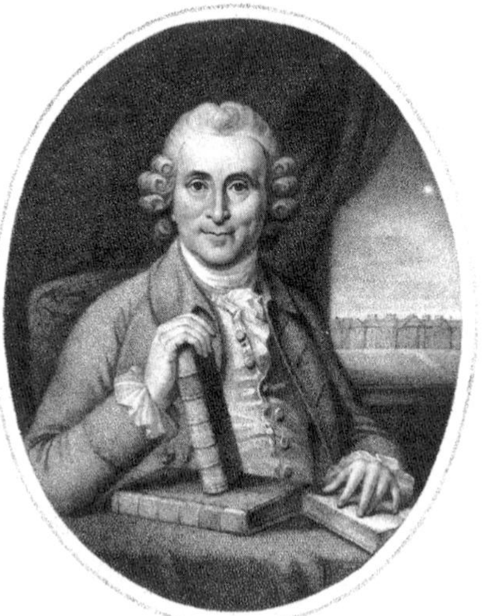

首度在海上進行隨機對照試驗的詹姆斯．林德醫師。

明，治好壞血病的並不是「酸性」，而是新鮮水果中含有的「某個物質」。

林德醫師所做的，是人類醫學史最早的隨機對照試驗（randomized controlled trial）之一，而且應該是史上頭一遭在海面之上，船艦之中所做的醫學試驗。其發現拯救了之後無數的遠洋船員，也間接促進了遠程航海的發展。許多遠洋船隻開始在攜帶的飲水或酒當中加進檸檬汁，或是增加新鮮蔬果的補給頻率來預防船員得到壞血病。比方強大的英國皇家海軍，從十八世紀末開始到十九世紀，就例行的攜帶檸檬汁或萊姆（lime）汁作為船員飲品。其他國家（比方美國）對橫行霸道的英國皇家海軍印象未必良好，就把那些喝萊姆汁的英國海軍稱作「萊姆佬」（Limey），帶著一點輕蔑嘲弄的意味。這個詞後來也被普遍的應用到船員之外的所有英國人，所以一直到今天，在美式英文俚語當中，「Limey」就是「英國人」的意思。

當然，包括林德自己在內，當時沒有人知道「那個物質」是什麼。直到一百多年以後的西元一九三二年，匈牙利生物化學家阿爾伯特．聖捷爾吉（Albert Szent-Györgyi，西元一八九三—一九八六年）從動物的腎上腺組織分離出一種酸性物質己醣醛酸（hexuronic acid），而美國生物化學家查爾斯．格倫．金（Charles Glen King，西元一八九六—一九八八年）在尋找檸檬汁治療天竺鼠壞血病的有效成分的實驗中，分離出了該有效成分。聖捷爾吉與金這兩位異國科學家，幾乎同時發表了該有效成分正是己醣醛酸的報告。次年，英國化學家華特．諾曼．霍沃思（Walter Norman Haworth，西元一八八三－一九五〇年）確立了己醣醛酸的化學結構以及合成步驟，其他科學家隨即研發出將它大量合成的方法。己醣醛酸因其抗壞血病的作用，就被再命名為「抗壞血酸」（ascorbic acid）：壞血病的拉丁文是「scorbutus」，前面加個a－是否定義，「無」的意思。這抗壞血酸後來又被命名為我們更熟知的「維生素C」，維生素C是人體結締組織中膠原蛋白的重要成分，缺了它以後，結締組織無法正常維持，就會引發壞血病的種種特異而致死的症狀。至此，歷史上長期困擾人們的壞血病之謎終於揭曉，並且從此有了便宜有效的防治方法，成為在現代越來越罕見的一種疾病。

古代船員的職業風險似乎很高，除了壞血病之外，還容易得到另一種很困擾甚至會致死的疾病——腳氣病（Beriberi）。比較特別的是，腳氣病似乎只有亞洲人比較會得到，歐洲諸國早先對之十分陌生，來到亞洲之後才見識到這種病。再來就是腳氣病並非船員獨有，而是一般亞洲國家的老百姓都相當常見，只是船員特別容易罹患罷了。

腳氣病既然是亞洲人的常見毛病，在中國當然不會少。可惜的是，中國的醫學古籍很普遍的有著名詞混淆，定義不清的毛病。比方同樣是「腳氣」二字，有些醫書中的描述看來像是關節痛，風濕之類的毛病，與我們今天說的腳氣病不是一回事。但在西元六到七世紀唐代的道士名醫孫思邈的著作《備急千金要方》當中，「腳氣」二字則很可能就是今天的腳氣病。其中說到：「古人少有此疾。自永嘉南渡，衣纓士人多有遭者……此病發初得，先從腳起，因即脛腫……猝起腳屈弱不能動……但看心下急，氣喘不停，或自汗數出，或乍寒乍熱，其脈促短而數，嘔吐不止者，皆死。」當中提到的幾個症狀：腿腫，腳無力，心臟症狀嚴重時致死等，都是腳氣病的重要特徵。此外，開頭孫思邈說到，從中國北方移居到南方（永嘉南渡）的官員貴族（衣纓士人）很多都得到腳氣，更是直擊重點，可惜他自己不知道。

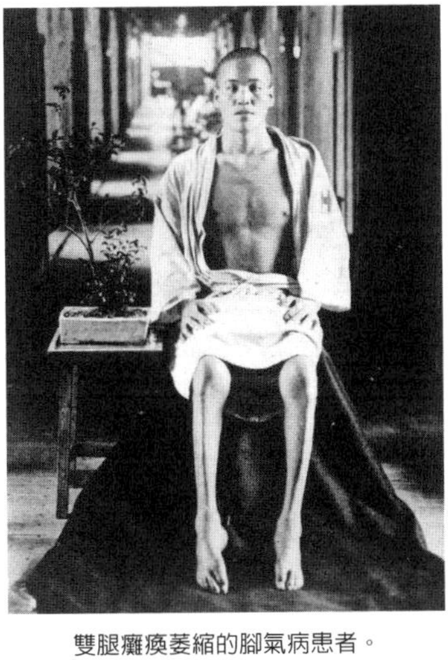

雙腿癱瘓萎縮的腳氣病患者。

孫思邈對腳氣病因的推論還是承襲傳統的老路，認為是水土不服，「風毒」由腳侵入之故，治療的方式，自然就是驅趕風毒的那一套。

西風東漸，歐美人因為貿易或征服的理由，漸漸來到東方諸國之後，很詫異的發現，醫院中怎麼會有那麼多「下肢無力，肌肉萎縮，兩腿水腫」的病患？這種病叫作腳氣病，他們以前從來沒看過，當然更不知道是什麼原因。但以日本來說，腳氣病這種西方人看來神祕的疾病已經存在了一千多年，而且從十八世紀開始似乎越來越普遍，患者越來越多。那個時期，日本的貴族階層富裕起來，「白米」開始流行，用白米煮飯給家人及客人食用，成為一種身分地位的表徵，因為窮人吃不起白米。而許多次腳氣病的流行，都發生在富有的上流階層人士（衣纓士人）當中。日本古人的「流行病學」觀察與孫思邈完全一致，但也跟孫思邈一樣對此摸不著頭腦。當時東西方的醫學人士，對腳氣病的原因有著傳染，毒素，氣候等等的猜測，不一而足。

腳氣病的謎底，也是從海上開始揭曉的。十九世紀末的日本，正在維新之後，向「西方列強」看齊，建立起一支由歐洲製造的戰艦，以及受西方式訓練的兵員所構成的海軍。其強大無可置疑，但有一個很大的隱憂，就是有極高比例的船員都罹患腳氣病，遠高過一般的民眾。可想而知，如果一支「船堅砲利」的現代化海軍中，卻有著許多船員麻痺無力，水腫，心臟衰竭，甚至死亡的話，又有何戰力可言？

當時日本有一位海軍軍醫高木兼寬（西元一八四九—一九二〇年），非常的優秀。他年輕時就極為嚮往西方醫學的厲害，所以從西元一八七五年到一八八〇年到英國留學，取得了外科，內科以及產科的醫師資格，並入選英國皇家外科醫師學會會員，回國後被任命為東京海軍醫院院長，當時才三十二歲。高木醫師身為海軍軍醫，一直想要為日本海軍解決腳氣病的大問題。當時的歐洲細菌病理學有許多重大突破，所以「細菌致病說」盛極一時，日本國內外的學者，大多都認為腳氣病應該也是一種細菌傳染病。但觀察力縝密，又受過西方科學訓練的高木醫師看到幾個有意思的現象，讓他起了其他的想法。

高木兼寬注意到，同樣是遠洋船員，日本船員會得，西洋船員卻不會得腳氣病。同樣是日本軍艦，船上的小兵容易得到腳氣病，長官卻很少會得。然後同樣是小兵，船隻停靠在港口時，腳氣病患者的數量就明顯的減少，而一旦再度啟航，發病率又會飆高。高木兼寬想：西洋人跟日本人，長官跟小兵，岸上的小兵跟船上的小兵之間，到底有什麼不同？他終於想到，那會不會其實是食物品質的

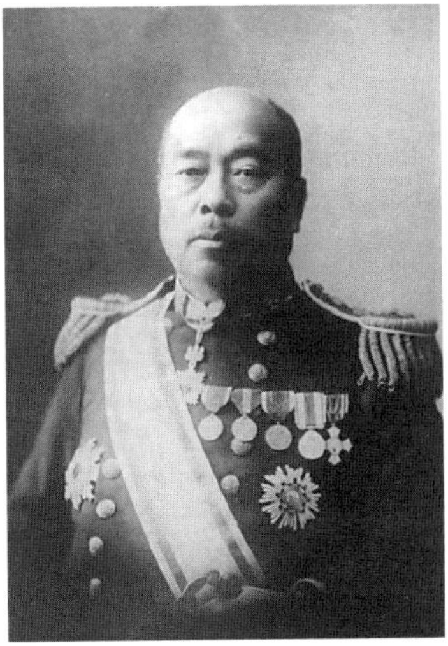

破解日本腳氣病之謎的高木兼寬醫師。

問題？伙食差，尤其只吃到稻米跟小菜，而吃不到肉類跟配菜的人，罹患腳氣病的風險似乎特別高。他隨即就把他的理論付諸試驗。

西元一八八二年時，有一艘結束了二百七十多天的遠航任務的日本軍艦返航，船上的成員有百分之六十一罹患了腳氣病，這在當時算是正常。高木醫師說服政府撥出經費，讓他在次年出海的一艘同樣規模，相似船員數目，以及同樣任務時間的軍艦上做個試驗。他讓這艘船上的船員全部改吃他們不怎麼習慣的「洋食」，增加肉類，牛奶，麵包，以及蔬菜的量，來取代一部分的白米。結果這艘軍艦返國的時候，整艘艦上只有十四個人得到腳氣病，而且都是那些沒有遵照新配額好好吃飯的人。這證明了腳氣病根本就是營養失調所造成的，高木兼寬據此推動了軍中飲食制度的改革，數年之後，日本海軍內的腳氣病基本上完全的絕跡。

既然確定了腳氣病其實是營養方面的病，就只剩下要找出到底是缺了什麼營養的問題，有不少科學家開始投入了這方面的研究。西元一八九七年一位荷屬東印度的荷蘭醫師兼病理學家克里斯蒂安·艾克曼（Christiaan Eijkman，西元一八五八－一九三〇年）有點偶然的觀察到，用煮過的白米當飼料餵養他的實驗雞隻一陣子後，雞就會發生腿無力的現象，其病理變化跟人類腳氣病的神經病變非常相似。而若是恢復使用沒有精製過的粗米來餵養，雞又會恢復正常。唯一合理的推斷就是，這些「雞的腳氣病」是因為牠們的食料中少了「某種粗米中有，而精米中沒有」的東西。這可以解釋前面提到的一個特別歷史現象：純米食的民族，尤其是當中那些比較有條件拿精緻白米當主食的人（比方原先以麵食為主，移居南方後只吃白米的中國北方貴人們），特別的容易得到腳氣病。

跟壞血病的情況差不多，接下來就是化學家的工作了。西元一九一一年時，波蘭生物化學家卡西米爾．芬克（Kazimierz Funk，西元一八八四—一九六七年）從米糠中分離出了「抗腳氣病物質」，他把這個物質命名為「維生胺」（vitamine）。為什麼呢？因為這個物質是一種胺（amine）類，而拉丁文的「vita」是「生命，生命力」的意思。在到了西元一九三六年時，這個物質被其他化學家確定了化學結構並成功的合成出來。在那個時期的前後，科學家們陸續發現了許多類似的維持生命與健康所需的物質，命名也就都蕭規曹隨，把它們加上「維生」（vita）的字頭，再加以字母及編號區分。只不過因為並非每一種都屬於胺類，所以就把字尾的e字母去掉，從「維生胺」（vitamine）變成了「維生素」（vitamin）。而此一命名的鼻祖，缺了就會罹患腳氣病的那個，就是「維生素B1」。

壞血病與腳氣病這兩種在歷史上長期困擾人類的嚴重致死疾病，都是維生素缺乏所造成，也都長期的被古人用種種錯誤的病因來解釋，從而用種種錯誤的方法來治療。最終也都經歷了前人從沒想過的海上醫學試驗，才發現了正確的病因與有效的防治方法。其後繼的科學研究與發展，不但開啟了全新的營養科學領域，也拯救了無以數計的病患。

現代人常把醫學視為一門科學，但嚴格說起來它不算。最少，實際上診斷病人，治療病人的臨床醫學不算科學。為什麼呢？因為科學只講證據，任何說法，想法都必須經過反覆的實驗驗證，沒有模糊的空間。而臨床醫學中猜測的成分很大，我們經常要在沒有確鑿的科學數據的情況下，主觀的判斷病人的身體出了什麼問題，該怎麼治療。臨床醫學與其說是一門科學，不如說是一種「猜測的藝術」。與醫學相關的科學出現才不過幾百年，醫學史上的醫師們卻已經猜測了幾千年。

但同樣是猜測，猜得準還是不準，還是要取決於科學。今天的醫師擁有數百年來的科學發現作為武器，對於什麼有可能，什麼是胡扯心知肚明，猜測的大方向基本錯不到哪裡去，古代的醫師沒有這個優勢，所以大多只能亂猜。臨床醫學從古到今的演化，不外是一個從沒有根據的亂猜，進化到有科學作後盾的「有根據的猜測」的過程罷了。壞血病與腳氣病的例子告訴我們，像林德醫師與高木兼寬醫師這樣的先驅，雖然也同樣身為沒有足夠科學武器的古人，但因為他們擁有迥異常人的邏輯推理以及實驗求證的科學精神，所以還是能引領醫學在缺乏科學光亮的黑暗海面航往正確的方向，到達前人無法想像的地方。我們也許應該尊稱他們為「醫學的麥哲倫」。

睡眠古與今

神祕的睡眠——一個從玄學到科學的旅程

你睡得好嗎？睡得不好是正常的。現代人的生活充滿種種的焦慮與心事，各樣發出聲光的電子儀器，夜間的活動以及突發狀況等等，以至於一夜好眠並不尋常。我們是被日曆與時鐘綑綁的生物，一旦晚上睡不好，第二天排定的工作與行程又接踵而至，不可能讓你補眠休息，其結果可謂苦不堪言。所以「失眠」成為現代社會的重要疾病，需要專業醫療的介入。但古代並不是這樣的，我們翻翻醫學史，以前的中西古人們，並沒怎麼在意「晚上睡不好」這回事。

難道中西古人都睡得很好，一覺到天明嗎？不是這樣的，古人其實也睡得很差。我們不妨設身處地幫古代人想一想，他們不像我們一樣住在高樓洋房，有電有空調，所以每天夜裡都要忍受著寒熱之苦，老鼠害蟲之擾，說不定還要時時提防盜匪小偷上門，這樣能一夜好眠才怪。所以，古人睡得不好才是常態。睡得不好讓人難受，那麼為什麼在早期的中西醫學史，古人都沒把睡得好或不好當成是個醫學問題呢？一個重要的原因是，他們對睡眠的態度與我們大不相同。許多古人覺得睡眠是浪費時間。浪費什麼樣的時間呢？享樂的時間與精進的時間。

古人平均壽命比現代人短得多，所謂「浮生若夢，為歡幾何？」，活著的時光已經太短，而其中感到快樂的時光更是短得可憐，所以捨不得睡。中國漢代的《古詩十九首》中就說：「生年不滿百，常懷千歲憂。晝短苦夜長，何不秉燭遊。」古羅馬名詩人賀拉斯（Horatius Flaccus，西元前六五—前八年）詩中有一名句：「抓住今天，莫信明日。」（carpe diem, quam minimum credula postero.）這「抓住今天」（carpe diem）一詞，直到今天都是西方的格言金句。要怎麼才能抓住今天呢？假裝太陽沒有下山，不睡覺就是。所以古羅馬有通宵達旦，酒池肉林的狂歡宴會（orgy），而中國從戰國時代開始，貴族們也一直流行「長夜之飲」。

同樣面對生命短暫的課題，有些古人選擇熬夜享樂，另外一些古人則選擇熬夜精進。《漢書》中說：「孫敬，字文寶，好學，晨夕不休。及至眠睡疲寢，以繩系頭，懸屋梁。」《戰國策》中說：「（蘇秦）讀書欲睡，引錐自刺其股，血流至足。」孫敬與蘇秦這兩人為了避免睡眠，對自己做的肉體虐待「懸梁刺股」至今依然被傳為美談。反過來，孔子的弟子宰予只不過白天打了瞌睡（晝寢），就被孔子說了「朽木不可雕也，糞土之牆不可杇也」那樣的重話。西方人也一樣，中世紀基督教當中比較勤奮的教派，把過多的睡眠當成是一種浪費生命的道德罪過，所謂的七大罪（seven mortal sins）當中，有一個就是懶惰（sloth）。這表示古人並不把睡得多，睡得好當成是值得鼓勵的事，當然也就不把睡覺當成是值得探討的醫學問題了。

成書於三千五百多年前的古埃及權威醫學著作《埃伯斯紙草卷》（*Ebers Papyrus*）就沒把睡眠品質當一回事，卻對解夢（從夢境內容判斷吉凶）有相當多的見解，把睡夢的本質看作是神明與人的溝通管道罷了。中國古代醫學對睡眠也著墨極少。《黃帝內經．靈樞》說：「衛氣晝日行於陽，夜半則行於陰，陰者主夜，夜者臥……陽氣盡，陰氣盛，則目瞑；陰氣盡而陽氣盛，則寤矣。」把睡與醒當成是人體呼應日夜陰陽交替產生的變化，這是中國傳統醫學典型的「天人感應」路子。隨之衍生出來的睡眠建議，是人應當要依據四季日照時間的變化而調整自己的睡眠時間：春天夏天要「夜臥早起」，秋天要「早臥早起」，冬天要「早臥晚起」。此外，也跟古埃及人一樣解夢，但解的不是吉凶而是身體狀況。例如「陰氣盛，則夢涉大水而恐懼；陽氣盛，則夢大火而燔焫；陰陽俱盛，則夢相殺……肝氣盛，則夢怒，肺氣盛，則夢恐懼……」換句話說，睡眠本身的品質好不好不是重點，睡眠與夢境所反映出來的身體隱憂才值得注意。

古希臘醫學之父希波克拉底（Hippocrates，西元前四六〇—前三七〇年）認為，睡眠是「四肢的血液流向身體的內部所造成」，說血液必須在體內暖化後，人才能入睡。他有描述過一些睡眠障礙的症狀，並且似乎有用罌粟來治療睡眠的障礙。現代醫學一向尊奉希波克拉底學派為其濫觴的理由，由此可以看出一些端倪。古希臘的醫學系統並不真的懂人體與疾病，但它的主張與原始的醫療系統卻有著革命性的分野，試圖用人體本身內在的變化（如血液流動）來解釋身體狀況，盡量擺脫了神鬼之類的玄虛因子。病因判斷的對錯不論，這種理性邏輯的思維方式卻是近現代醫學的啟蒙。

羅馬時期，集西方醫學之大成的蓋倫醫師（Galen，西元一二九—二一六年）篤信傳承自希臘的「四體液說」，對睡眠本身的著墨不多，但也很愛解夢。很妙的是，他解夢的路數，跟差不多同一時期中國《黃帝內經》的作者出奇的神似。蓋倫說，夢到大火的人，身體正因為黃膽汁過盛而受苦，夢到煙，霧，或漆黑一片的人，是黑膽汁過剩，夢到冰與雪的話，則是黏液病作怪。這跟《黃帝內經》的「陰氣」，「陽氣」，「肝氣」，「肺氣」作怪而分別造成不同夢境的說法根本一模一樣，只不過把「氣」換成了「體液」而已。羅馬與中國距離太遠，當時也沒有網路，只有絲路，兩家醫學不太可能互相參考或剽掠對方的學說，最可能是出自幻想內容恰巧類似的「英雄所見略同」吧。

羅馬帝國分崩離析後的一千多年裡，西方世界進入了號稱「黑暗時期」的中世紀。基督教會勢力興起，宗教與巫術等玄怪思想成為主流，希臘羅馬的理性思維暫時停歇，醫學研究基本上停滯，人們對睡眠這件事沒有什麼新的見解。這情形一直到文藝復興之後的十七世紀才開始改觀。十七世紀後古希臘羅馬的醫學理論暫時復甦，但醫學界對它的看法已經稍有不同，接受程度也比較保留。主要是因為當時宗教思想的鉗制逐漸弱化，最早期的科學思維已然萌芽，人體解剖學也日益普遍，人們開始能夠用比較自然與機械的角度來理解人體，甚至產生了「人定勝天」的想法。人的意識已經被正確的定位在腦部，那麼很自然的，與意識有關的睡眠跟睡眠障礙，就被認知為腦部的事了。

法國大哲學家兼科學家勒內·笛卡爾（René Descartes，西元一五九六—一六五〇年）認為，大腦的松果體維持著腦室水液的飽滿，造成清醒，而「動物精神」（animal spirits）從松果體的流出造成腦室塌陷，讓人睡著。順著這個思路，近代神經學的奠基者，英國的解剖學大師湯瑪士．威利斯醫師（Thomas Willis，西元一六二一－一六七五年）也主張，人體的動物精神是在睡眠中得到休息，但位在小腦的動物精神反而在睡眠中活躍起來，以維持身體的生理功能，這個動物精神偶爾會變得過度而不受控，就產生了夢境。

十八世紀的醫師與科學家們，對睡眠成因的見解大致類似。例如瑞士的解剖學家，生理學家兼博物學家阿爾布雷希特．馮．哈勒（Albrecht von Haller，西元一七〇八－一七七七年）認為，人會睡著是因為血液流向了腦部，造成腦部壓力升高，從而阻滯了動物精神之故。當時也有其他科學家持著相反的意見，認為睡眠是因為血液由腦部流到身體其他地方的關係。所以十八世紀的睡眠學說，大致就分成腦血液增多，跟腦血液減少這兩派，這「血液說」一直持續到十九世紀。十八到十九世紀是個科學已然起步，開始蓬勃發展的時代。我們可以看

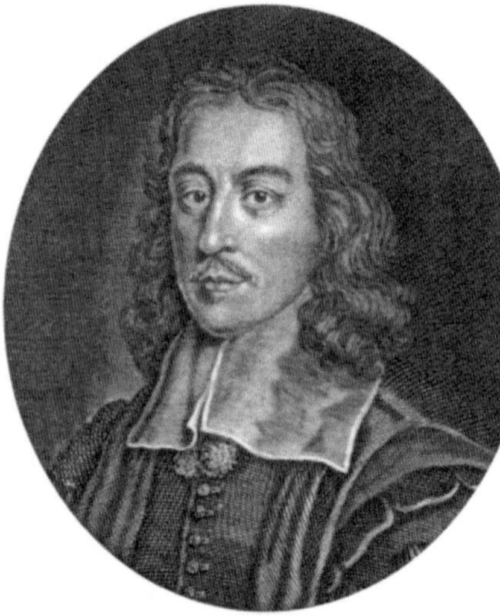

神經解剖大師湯瑪士．威利斯醫師。

出，當時人們掌握到的科學事實雖然並不那麼充分，但已經試圖用已有的科學知識來解答人體的各種奧祕，可以說是個「醫學科學化」的時代分水嶺。

到了十九世紀，科學家擁有的知識技術比起十八世紀增長了許多，針對睡眠的學說就更是精采紛呈。當時義大利的病理及組織學家卡米洛・高爾基醫師（Camillo Golgi，西元一八四三—一九二六年）與西班牙的解剖學家聖地亞哥・拉蒙-卡哈爾醫師（Santiago Ramón y Cajal，西元一八五二—一九三四年），已經為世人闡明了大腦神經細胞之間的微妙連結。加上已經有科學家用實驗證明，睡眠當中的腦部血流其實並未增加也未減少，包括卡哈爾在內的許多科學家們，就拋掉了不靠譜的血流學說，開始強調睡眠跟腦細胞間連結傳遞訊息的變化有關。另外，當時科學家對人體的代謝方式已經了解得比較多，所以許多人也開始注意到睡眠與人體代謝以及內分泌功能的種種關連。

十九世紀末時，有幾位醫師發表過零星的幾個病例報告：在一些嗜睡症的病人，病理解剖發現他們的病變在腦幹。這強烈的暗示，睡眠現象跟腦幹有很大的關係。可惜這個發現在當時沒有引起科學界的注意，今天回顧起來，其實它理應要導致睡眠理論的重大突破才對。

二十世紀開始，許多有關大腦的新發現紛紛的出現，讓科學家對睡眠一事有了與前人大不相同的想法。西元一九二九年時，德國的精神科醫師漢斯．伯格（Hans Berger，西元一八七三－一九四一年）首度在人腦記錄到電氣活動的波形（就是所謂的「腦波」）。這個劃時代的發現，開啟了其後基礎與臨床大腦研究的重要領域，包括睡眠在內。科學家發現，睡眠的腦波與清醒時的腦波大不相同之外，同樣是睡眠，還分成淺睡到深睡的許多不同階段，大腦的活動都各具特色。「非快速動眼期睡眠」（Non-REM sleep）時，腦波呈現不同程度的慢波。而「快速動眼期睡眠」（REM sleep）時，慢波消退，腦波一變而為神似清醒時的活動狀態，此時人會做夢，兩眼會快速滴溜溜的轉動，身體的其他肌肉則會完全麻痺。

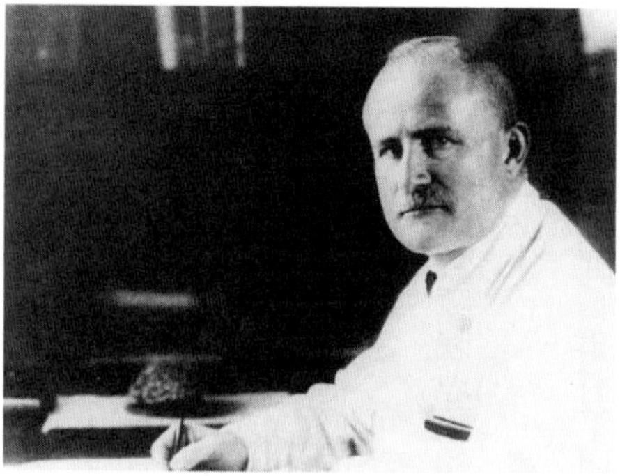
發現了腦波的漢斯．伯格醫師。

同樣在一九二九年，奧地利的神經科兼精神科醫師康斯坦丁．馮．艾克諾默（Constantin von Economo，西元一八七六－一九三一年）研究了許多罹患一種稱為「嗜睡性腦炎」（encephalitis lethargica）的特殊疾病患者的腦部病理，發現下視丘

（hypothalamus）後部的損傷會導致嗜睡，而前方以及視前區（preoptic area）的損傷則會導致睡不著。因此他首度提出，睡眠應該不像前人所想像的那樣，只是腦部的被動休息，事實上，人腦應該有個「睡眠調節中樞」，引發並調節著睡眠。至此，睡眠是一種「置於大腦中樞管制之下的生理機能」的科學事實已然呼之欲出。

二十世紀後半的科學家們，手握腦波以及神經傳導物質等種種利器，進一步為神祕的睡眠添加了好多塊重要拼圖。比方說，他們發現位在腦幹，以血清素作為傳導物質的中縫核（raphe nuclei）在人類的睡與醒上扮演著關鍵角色。它的前端對非快速動眼期睡眠重要，而尾端對快速動眼期睡眠重要。非快速動眼期睡眠與快速動眼期睡眠之間，存在一種互相節制的「開關」關係。而位於視前區核（preoptic nucleus）前側方的一小群神經細胞，則對睡眠的產生十分的重要，極可能就是科學家尋求已久的「睡眠中樞」。接下來，更發現了睡眠中樞與其他各個大腦區域間，有著牽涉到多種神經傳導物質的複雜神經交互作用。

差不多在同個時期裡，科學家們也發現，人類與其他動物，甚至所有的植物一樣，都遵從著物種內在的「生理時鐘」。生理時鐘是生物為了適應地球的日夜與季節變化而長期演化出來的生理循環，而睡眠正是動物日夜生理時鐘的最重要一環。我們的睡

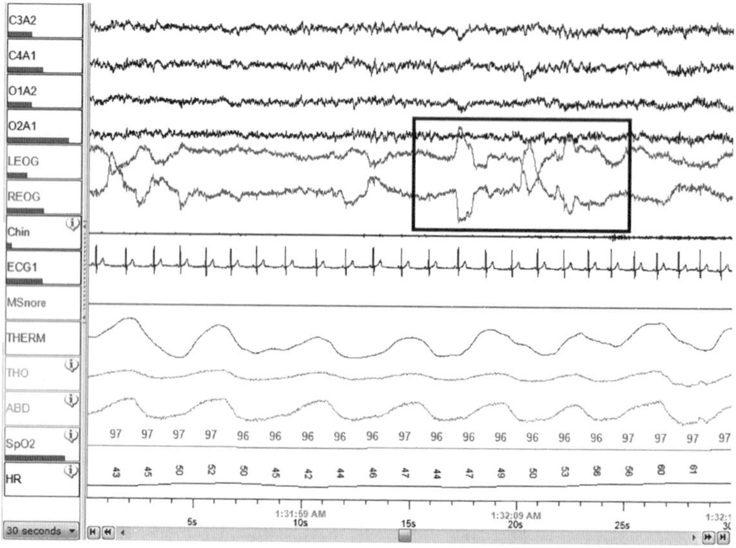

快速動眼期睡眠（REM sleep）腦波紀錄。

眠中樞除了內在刻印的循環週期之外，也受到外在環境（包括光線，聲音，溫度等等），以及體內環境（包括疲勞的累積，情感的波動，身體累積的代謝化學物質等等）的複雜因素影響。睡眠的構成，基本上就是我們大腦的睡眠中樞週期性的交替進行非快速動眼期睡眠與快速動眼期睡眠兩種活動，選擇性的壓抑或激活不同的腦與身體機能，直到足夠了再將我們喚醒。

時間進入二十一世紀到了今天，睡眠這件事雖然仍然謎團重重，有太多需要進一步釐清的地方，但科學家們累積了多年針對睡眠的研究成果後，已經讓我們能夠初窺睡眠的祕密。形形色色的睡眠障礙與睡眠疾病的原理與解決之道，都必須於此中探尋。

就舉個最基本的問題：「我們為什麼需要睡眠？」這個問題即使到了今天，仍然沒有人敢說自己有確定的答案，但是累積多年的科學證據之後，現代的科學大致知道了動物與人類在睡眠時腦部會發生哪些生理變化，對這個問題已經有了很粗淺的了解。大腦在「非快速動眼期睡眠」當中，耗用的能量會比醒著時大幅的下降，因此算是「休息態」。但它並不是在停機耍廢，相反的，在這個期間，大腦會積極重整自己的神經路徑，調節神經元之間的突觸活性。我們要把自己的記憶「鞏固」，很大程度上要依賴足夠的非快速動眼期睡眠。而在「快速動眼期睡眠」（此時會做夢）當中，除了夢境之外，我們大腦掌管感情的邊緣系統（limbic system）會被大量的激活。這就是為什麼，人的夢境經常都帶有很強烈的感情成分。這一部分的睡眠，極可能就負有為我們清理平日累積的「情感垃圾」，調節情緒平衡的責任。因此，人要是長期睡得不夠或睡得不好，第一會智能衰退，第二會精神失常，第三會影響身體健康。

莎士比亞在《馬克白》中的一段台詞，頗能抓住睡眠的本質：「……那無咎的睡眠，那修補了煩憂的睡眠，那一日生命的死亡，疲勞者的沐浴，受傷心靈的油膏，大自

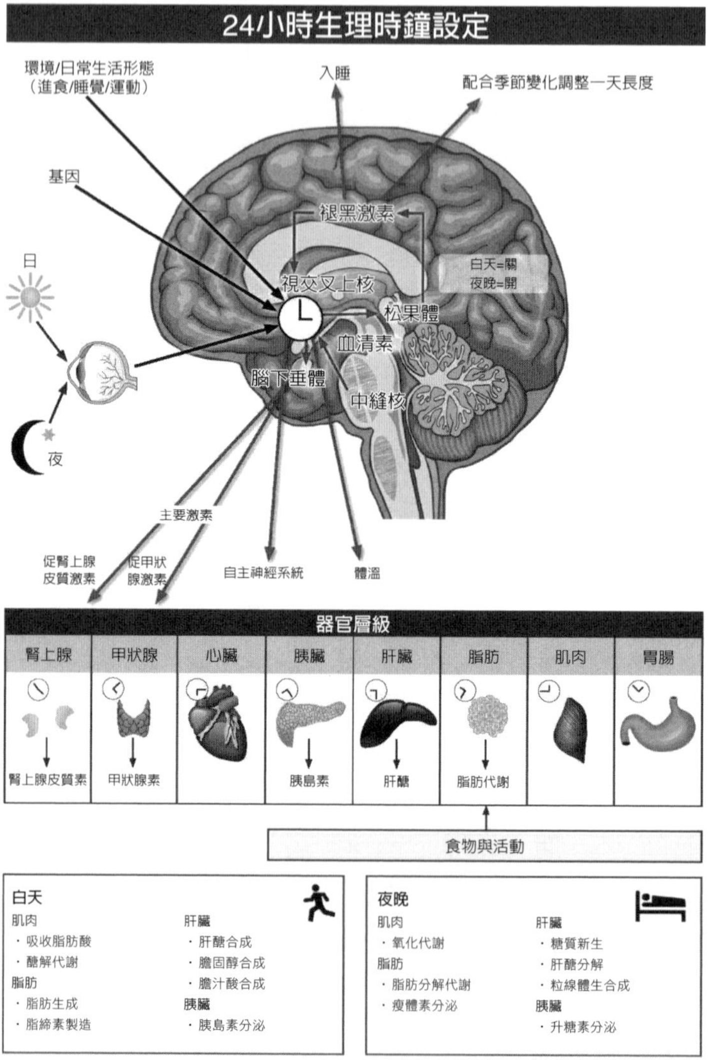
24小時生理時鐘設定
環境/日常生活形態
（進食/睡覺/運動）
入睡
配合季節變化調整一天長度
基因
日
夜
褪黑激素
白天=關
夜晚=開
視交叉上核
松果體
血清素
腦下垂體
中縫核
主要激素
促腎上腺
皮質激素
促甲狀
腺激素
自主神經系統
體溫
器官層級
腎上腺
甲狀腺
心臟
胰臟
肝臟
脂肪
肌肉
胃腸
腎上腺皮質素
甲狀腺素
胰島素
肝醣
脂肪代謝
食物與活動
白天
肌肉
・吸收脂肪酸
・醣解代謝
脂肪
・脂肪生成
・脂締素製造
肝臟
・肝醣合成
・膽固醇合成
・膽汁酸合成
胰臟
・胰島素分泌
夜晚
肌肉
・氧化代謝
脂肪
・脂肪分解代謝
・瘦體素分泌
肝臟
・糖質新生
・肝醣分解
・粒線體生合成
胰臟
・升糖素分泌

大腦掌控的生理時鐘。

然獻上的主菜，生命盛筵上主要的滋養……」然而像這樣對每一個人都極重要的睡眠，卻也跟其他許多的生理或病理現象一樣，從人類有史以來就一直被誤會著，一直到了近代腦科學出現茁壯之後，才得以撥雲見日。

人類史上，人們對許多人體的現象，甚至整個自然界的現象的態度，都有著類似的演變情況。我們對所有「不可解」的事物本能的好奇，卻也本能的恐懼。為了滿足好奇與克服恐懼，人們不外採取兩種態度之一：一是尋求這件事物的客觀真相，讓未知變成已知，二是自己創造出對這件事物的主觀解釋，用自欺來填補知識的空白。第一種做法需要時間，往往要累積許多代人的努力，可能緩不濟急，所以許多人會改而採取第二種態度，這也算是可以諒解。但只有前者才能真正地讓我們擺脫恐懼，滿足好奇。我們在回顧過去，展望未來，試圖對自身，對自然更加理解的時候，一定不要忘記這一點。

國家圖書館出版品預行編目資料

醫療史偵辦錄——從疾病沙推、醫療行為到公衛觀念演進，一位腦科醫師縱橫古今的推理報告/汪漢澄著. – 初版. -- 臺北市：麥田出版：英屬蓋曼群島商家庭傳媒股份有限公司城邦分公司發行, 2023.07
面；　公分. -- (人文；32)
ISBN 978-626-310-476-1 (平裝)
1. 醫學史
410.9　　112007703

人文 32

醫療史偵辦錄

從疾病沙推、醫療行為到公衛觀念演進，一位腦科醫師縱橫古今的推理報告

作　　者　汪漢澄
責任編輯　陳淑怡
校　　對　杜秀卿

版　　權　吳玲緯
行　　銷　闕志勳　吳宇軒
業　　務　李再星　陳美燕
副總編輯　林秀梅
編輯總監　劉麗真
發 行 人　凃玉雲
出　　版　麥田出版
104台北市民生東路二段141號5樓
電話：(886)2-2500-7696　傳真：(886)2-2500-1967
發　　行　英屬蓋曼群島商家庭傳媒股份有限公司城邦分公司
104台北市民生東路二段141號11樓
書虫客服服務專線：(886)2-2500-7718、2500-7719
24小時傳真服務：(886)2-2500-1990、2500-1991
服務時間：週一至週五09:30-12:00・13:30-17:00
郵撥帳號：19863813　戶名：書虫股份有限公司
讀者服務信箱E-mail：service@readingclub.com.tw
麥田部落格：http://ryefield.pixnet.net/blog
麥田出版Facebook：https://www.facebook.com/RyeField.Cite/

香港發行所　城邦（香港）出版集團有限公司
香港灣仔駱克道193號東超商業中心1樓
電話：(852) 2508-6231　傳真：(852) 2578-9337

馬新發行所　城邦（馬新）出版集團【Cite(M) Sdn. Bhd.】
41, Jalan Radin Anum, Bandar Baru Sri Petaling,
57000 Kuala Lumpur, Malaysia.
電話：(603)9056-3833　傳真：(603)9057-6622
E-mail：cite@cite.com.my

封面設計　許晉維
內文排版　宸遠彩藝工作室
印　　刷　沐春行銷創意有限公司

初版一刷　2023年07月

著作權所有・翻印必究（Printed in Taiwan.）
本書如有缺頁、破損、裝訂錯誤，請寄回更換

售價／420元
ISBN 978-626-310-476-1
ISBN 9786263104907（EPUB）

城邦讀書花園
www.cite.com.tw